Zuckerfrei leben

Zuckerfreie Ernährung & die Zuckersucht beenden mit den besten Methoden Endlich zuckerfrei Leben inkl. 3 Boni: 40-Tage-Challenge - To-Do-Liste & leckere Rezepte ohne Zucker Buch

Inhaltsverzeichnis

Zuckerfreie Ernährung – nur ein Trend oder der optimale Weg für ein gesundes Leben

Das weiße Gold, so wie Zucker auch bezeichnet wird, hat mittlerweile in der Gesellschaft einen schlechten Ruf, weil er die Gesundheit nachhaltig beeinflusst. Ernährungsbewusste Menschen senken daher den Konsum oder verzichten ganz auf das weiße, feinkörnige Pulver und ernähren sich bewusst zuckerfrei. Im ersten Moment scheint die Umsetzung gar nicht so schwierig zu sein. Wer auf Süßigkeiten und Limonade verzichten und dafür auf gesunde, natürliche Produkte setzt, nimmt ganz automatisch nur noch eine geringe Menge an Zucker zu sich. Weit gefehlt!

Eine zuckerfreie Ernährung bedeutet viel mehr. Wenn Sie einmal genau die Zutatenlisten der unterschiedlichen Lebensmittel betrachten, werden Sie schnell feststellen, dass in fast allen Lebensmitteln Zucker enthalten ist. Es gibt keine Wurst, Käse, Milchprodukte, Fleisch, Gemüse und Obst ohne Zucker.

Eine gesunde Ernährung ist aber das auserkorene Ziel, weil damit die Gesundheit gefördert und Krankheiten entgegengewirkt wird.

Menschen, die auf eine gesunde Ernährung zurückgreifen sind bedeutend fitter, agiler und leistungsfähiger. Sie haben einen optimal arbeitenden Stoffwechsel, der im Gleichgewicht ist. Um sich gesund zu ernähren, müssen die Essgewohnheiten überdacht und verändert werden. Denn Sie müssen dem Körper ausreichend Mineralstoffe, Spurenelemente und Vitamine geben, die der Organismus sehr gut verarbeiten kann. Zucker gehört nicht dazu!

Der Feind ist nicht nur in Schokolade, Gebäck, Pizza, Pasta & Co. versteckt. Sie finden den Feind auch in einem Wurstbrot, Essig und in den verschiedensten Lebensmitteln, wo Sie ihn gar nicht vermuten.

Der schlechte Ruf von Zucker ist mittlerweile sogar so weit ausgeartet, dass er mitunter auch als Droge bezeichnet wird.

Wer auf Zucker verzichtet, tauscht beim Frühstück Marmelade gegen Frischkornbrei aus, trinkt Kaffee und Tee ohne Milch und Zucker und verwendet zum Süßen nur noch Zuckerersatzstoffe wie Erythrit. Ob diese Zuckerersatzstoffe wirklich gesund sind, steht auf einem anderen Blatt.

In Bezug auf industriell hergestellte Lebensmittel hat sich dieser Industriezweig etwas Besonderes einfallen lassen.

Das Wort Zucker werden Sie vergeblich in den Zutatenlisten suchen. Verwendet werden vielmehr andere Bezeichnungen.

Sie führen in die Irre und machen Ihnen Glauben, dass gar kein oder nur gesunder Zucker in diesen Nahrungsmitteln enthalten ist. So lesen Sie Dextrose, Fruchtsüße oder Saccharose.

Spezielle Lebensmittel kommen aber auch ganz ohne Zucker aus oder haben nur einen Zuckeranteil von unter 3 Prozent.

Genau solche Lebensmittel sind beispielsweise für eine zuckerfreie Ernährung zu gebrauchen.

Wenn Sie Ihre bisherigen Essgewohnheiten auf eine zuckerfreie Ernährung umstellen oder den Zuckerkonsum einschränken wollen, ist es wichtig, dass Sie verschiedene Dinge über Zucker wissen.

Woher kommt die Vorliebe für Zucker?

Alle Lebensmittel, die süß sind, haben einfach einen besseren Geschmack! Zahlen in unterschiedlichen Statistiken bestätigen diese Aussage. Gemäß den Zahlen verbraucht der Deutsche pro Kopf ungefähr 35 kg Zucker im Jahr. Der direkte Zuckerverbrauch liegt bei rund 5,5 kg und wird zum Backen oder zum Süßen von Getränken und Desserts verwendet. Die Vorliebe für das weiße Gold ist bei Menschen sehr unterschiedlich ausgeprägt. Die einen mögen es gerne sehr süß, andere wiederum etwas weniger. Dieses begründet sich auf den jeweiligen Erbanlagen, die von Mensch zu Mensch anders aussehen.

Etwas ganz raffiniertes hat sich die Natur bei natürlich wachsenden Lebensmitteln einfallen lassen. Obst und Gemüse wie Beeren, Früchte und köstlich schmeckende Gemüsesorten sind mit einer leichten Süße versehen, enthalten wichtige, sowie nahrhafte Stoffe, sind bestens verträglich und zudem gesund.

Dieses Wissen hat schon damals Steinzeitmenschen das Leben gerettet. Denn rein äußerlich ist den Beeren, Früchten und dem Gemüse nicht anzusehen, ob sie gesund sind oder das Leben bedrohen. Früchte und Beeren, die für den Menschen nicht genießbar sind, schmecken vielfach sauer und bitter.

In der damaligen Zeit hatte der Genuss von süßer Muttermilch, Honig, süßen Früchten, Wurzeln, Beeren, Rüben und Gräsern keine schlechten Auswirkungen auf die Gesundheit. Erst als im 19. Jahrhundert die Industrie den natürlichen Zucker durch billigere Varianten ersetzte und Zucker industriell herstellte, änderte sich das. Die Zuckerrüben wurden durch neue Züchtungen weitaus süßer. Heute kommen sie immer noch zum Einsatz, um weißen, reinen Haushaltszucker zu produzieren.

Das weiße Gold hat aber nichts zu bieten, außer einem Nährwert von 4 kcal. Bei diesem einfachen Haushaltszucker spricht man daher von leeren Kohlenhydraten.

Für die Herstellung von Haushaltszucker wird der Zucker aus Zuckerrohr oder Zuckerrüben isoliert. Es entsteht eine starke Süße, die keinen Eigengeschmack hat. Darum lieben Menschen diese Süße von Natur aus.

Die Herstellung von raffiniertem Zucker ist deutlich günstiger als die Gewinnung aus natürlicher, qualitativ hochwertiger Rohware. Darum wird dieser Zucker von der Lebensmittelindustrie als zusätzliche Süße für Lebensmittel verwendet. Denn er macht die Nahrungsmittel schmackhafter und rundet den Geschmack zusätzlich ab.

Der industriell hergestellte Zucker hat aber große Auswirkungen auf die Gesundheit. Denn er katapultiert den Insulinspiegel schlagartig in die Höhe und lässt ihn genauso schnell wieder abfallen. Den Effekt kennen Sie garantiert. Denn nach kurzer Zeit haben Sie wieder immensen Heißhunger.

Zucker – ein wichtiger Energielieferant

Der Körper braucht Energielieferanten, um die Stoffwechselvorgänge durchzuführen. Genutzt werden dafür Kohlenhydrate, die auch in Zucker enthalten sind. Wichtig ist Zucker für das Gehirn, den Muskelaufbau und den Muskelerhalt. Kohlenhydrate sind nichts anderes als eine organische Verbindung und bestehen aus Kohlenstoff, Wasser und Sauerstoff. Das trifft auch auf Zucker zu.

Kohlenhydrate bzw. Saccharide lassen sich nach Art der Zusammensetzung unterscheiden. So gibt es:

- Einfachzucker – Monosaccharide
- Zweifachzucker – Disaccharide
- Mehrfachzucker – Polysaccharide

Die beiden erstgenannten schmecken süß und werden im Volksmund als Zucker bezeichnet.

Die Kohlenhydrataufnahme durch die Nahrung sollte bei einem gesunden, erwachsenen Menschen bei mehr als 50 Prozent liegen.

Die Form, in der die Kohlenhydrate aufgenommen werden, unterscheidet sich in Einfachzucker, Zweifachzucker, Vielfachzucker und Mehrfachzucker. Für eine optimale Aufnahme sollten Vielfach- und Mehrfachzucker genutzt werden. Sie kommen beispielsweise in Vollkornprodukten vor. Einfach- und Zweifachzucker werden bei einer zuckerfreien Ernährung, so gut wie eben möglich, reduziert.

Im Körper gehören die Kohlenhydrate zu den wahren Energiebomben. Zu finden sind sie als Ein- und Zweifachzucker in Haushaltszucker, Obst, Süßigkeiten und hellen Brötchen. Mehrfachzucker kommt in stärkehaltigen Lebensmitteln wie Reis, Kartoffeln und Nudeln vor. Das menschliche Gehirn benötigt fast ausschließlich Kohlenhydrate, um Leistung erbringen zu können. Im Körpergewebe dienen sie als Energiespeicher und Gerüstsubstanz, wo sie in den Knochen und im Knorpel eine bedeutende Rolle innehaben.

Einfachzucker ist die reinste Form und besteht nur aus einem einzigen Zuckermolekül. Zu Einfachzucker gehören beispielsweise:

- Glukose – Traubenzucker
- Fruktose – Fruchtzucker
- Galaktose – Schleimzucker

Zweifach- und Mehrfachzucker setzt sich aus mehreren Einfachzuckermolekülen zusammen. Ist eine Verbindung von zweimal Einfachzucker vorhanden, ergibt sich Zweifachzucker. Zu den als Disaccharide bezeichneten Zweifachzuckern gehören:

- Laktose – Milchzucker, der in sämtlichen Milchprodukten zu finden ist
- Saccharose – Rohr- und Rübenzucker, den Sie als handelsüblichen Haushaltszucker verwenden
- Maltose – Malzzucker, der ein Abfallprodukt von Stärke ist. Er entsteht beim Keimen von Getreide und ist in Bier, Kartoffeln und Nudeln zu finden

Eine weitere Art von Zucker sind Oligosaccharide, die sich aus mindestens drei bis hin zu neun Einfachzuckermolekülen zusammensetzen. Zuckerarten, die zu Oligosacchariden gehören sind:

- Raffinose
- Stachyose
- Verbascose

Sie kommen in Hülsenfrüchten wie Erbsen und Bohnen vor. Die beiden letzteren sind bei der Verdauung verantwortlich für Blähungen.

Mehrfachzucker, auch als Polysaccharide bezeichnet, ist ein wichtiger Grundstoff der Nahrung. Er setzt sich aus mindestens zehn Einfachzuckermolekülen zusammen. Zu diesem Mehrfachzucker gehören:

- **Dextrine**, die im Zuge der Verdauung bei der Aufspaltung von Stärke entstehen.
- **Stärke** ist ein wichtiger Faktor für die Energiegewinnung, die im Körper stattfindet. Die Verwertung von Stärke gelingt dem Organismus sehr gut. Kohlenhydrate in Form von Stärke sind überwiegend in Getreideprodukten wie Brot oder Reis enthalten, genauso aber auch in Hülsenfrüchten, Gemüse, Kartoffeln und unterschiedlichen Getreidesorten.

- **Traubenzucker** beziehungsweise Glukose wird im Körper als Glykogen gespeichert, wenn im Blut davon ein Überschuss vorhanden ist und nicht für die Energiegewinnung gebraucht wird. Als Energiereserven werden sie in der Leber und in den Muskeln abgelagert, um jederzeit schnell darauf zurückgreifen zu können.

- **Ballaststoffe**, die unverdaulichen Bestandteile der Nahrung werden aus chemischer Sicht auch zu Mehrfachzucker gerechnet. Sie sorgen für eine gute Verdauung, verhindern Verstopfungen und übernehmen damit eine wichtige Aufgabe im Organismus. Ballaststoffe sind in den Außenwänden und Schalen von pflanzlichen Nahrungsmitteln wie beispielsweise in Vollkornbrot enthalten. Denn sie wurden durch die industrielle Weiterverarbeitung nicht zerstört.

Die energiespendende Wirkung von Kohlenhydraten ergibt sich aus den Zuckermolekülen.

Je nachdem, wie die Zusammensetzung und die Anzahl der Zuckerbausteine gestaltet ist, lassen sich die Kohlenhydrate in langkettige und kurzkettige Kohlenhydrate unterteilen.

Kurzkettige Kohlenhydrate

Zu finden ist diese Form von Kohlenhydraten in Einfachzucker (Monosaccharide), aber auch in Zweifachzucker (Disaccharide). Sie kommen in Obst und in Süßigkeiten vor. Der Organismus verwendet den Einfach- und Zweifachzucker in Form von Glukose und speichert einen Überschuss als Glykogen ab. Bei der Verstoffwechselung erfolgt eine Aufspaltung der Ketten in die einzelnen Bestandteile, die als einzelne Bausteine zu Glukose werden. Einfachzucker gelangt auf direktem Wege ins Blut und steht damit dem Körper als Energielieferant und Energiereserve zur sofortigen Verfügung.

Für die Aufspaltung von Einfach- und Zweifachzucker braucht sich der Organismus nicht großartig anzustrengen, da er nur wenige Kettenglieder voneinander trennen muss.

Die Aufspaltung und der Umbau in Glukose erfolgt im Darm und in der Leber. Da Zucker immer einen großen Einfluss auf den Blutzuckerspiegel hat, steigt dieser bei kurzkettigen Kohlenhydraten deutlich schneller an, weil diese sehr schnell ins Blut gelangen. Dort zeigen sie aber keine langanhaltende Wirkung, weil kein Nachschub kommt und der Blutzuckerspiegel schnell wieder abfällt.

Langkettige Kohlenhydrate

Mehrfachzucker, der beispielsweise in Hülsenfrüchten und Kartoffeln enthalten ist, benötigt deutlich länger für die Verstoffwechselung. Denn Schritt für Schritt muss der Körper die Ketten in einzelne Glieder zerlegen, womit er eine ganze Zeit beschäftigt ist.

Dementsprechend wird länger Energie und gleichzeitig ein längeres Sättigungsgefühl bereitgestellt. Lebensmittel mit langkettigen Kohlenhydraten lassen den Blutzuckerspiegel nicht so schnell in schwindelerregende Höhen schießen und schnell wieder abfallen, wie das bei kurzkettigen Kohlenhydraten der Fall ist.

Wie schnell der Zucker ins Blut gelangt, ist aber nicht nur abhängig von der Kettenlänge, sondern auch von den Nährstoffen, die Sie mit der Nahrung aufnehmen. Diese wollen schließlich auch verarbeitet werden.

Darüber hinaus ist der Grad der Weiterverarbeitung des Ursprungsprodukts auch relevant. Essen Sie beispielsweise Weißbrot oder Nudeln, führen Sie Ihrem Körper langkettige Kohlenhydrate zu. Leider sind darin keine nennenswerten Nährstoffe mehr enthalten, weil das eigentlich nährstoffreiche Korn stark weiterverarbeitet wurde.

Um eine Aufspaltung der Kohlenhydratketten zu bewerkstelligen, arbeitet die Verdauung auf Hochtouren und lässt dadurch den Blutzuckerwert schnell nach oben klettern.

Obwohl in vielen Früchten kurzkettige Kohlenhydrate enthalten sind, ist der Einfluss auf den Blutzuckerspiegel nur sehr gering. Das begründet sich darauf, dass Früchte reich an Vitaminen, Ballaststoffen und Mineralien sind.

Die Aufspaltung der kurzkettigen Kohlenhydrate aus Früchten wird dadurch verlangsamt, weil ja auch Kapazitäten für die Nährstoffe vorhanden sein müssen.

Für eine gute Verstoffwechselung der Kohlenhydrate sind Makronährstoffe wie Eiweiße und Fette sehr wichtig. Denn sie sind die Zutaten, die auf den Blutzuckerspiegel in Ihrem Körper einwirken. Je weniger nährstoffreiche Lebensmittel industriell verarbeitet werden, desto geringer ist der Einfluss auf den Blutzucker.

Die vielen Bezeichnungen für Zucker

Um eine zuckerfreie Ernährung durchzuführen, müssen Sie wissen, dass Sie das Wort „Zucker" selten auf den Zutatenlisten der Lebensmittel finden werden. Schnell kommt der Gedanke auf, dass gar kein Zucker enthalten ist und dementsprechend dieses Lebensmittel bedenkenlos für eine zuckerfreie Ernährung genommen werden kann. Leider ist dem nicht so.

Die Lebensmittelindustrie nutzt viele schicke Namen, die für Zucker Verwendung finden. Daher fällt das Identifizieren von zusätzlichem Zucker gar nicht so einfach. Neben Dextrose und Saccharose wird Zucker auch als natürliche Fruchtsüße bezeichnet. Es gibt aber noch weitere Bezeichnungen, die Sie garantiert auf den Zutatenlisten finden werden. Mitunter steht dort:

- Raffinose
- Laktose
- Glukose
- Fruktose
- Karamellsirup

- Stärkesirup
- Glukosesirup
- Fruktose-Glukose-Sirup
- Maltose oder Malzextrakt
- Gerstenmalz/Gerstenmalzextrakt
- Dextrin
- Weizendextrin
- Maltodextrin
- Süßmolkepulver

Eine kleine Hilfestellung beim Identifizieren von Zucker ist die Wortendung „-ose". Denn diese wird bei vielen Bezeichnungen für Zucker und weitere zuckerreiche Zutaten verwendet. Zucker wird Lebensmitteln auch durch süßende Zutaten beigefügt. Bei der Herstellung werden dafür Dicksäfte wie Agavendicksaft, Fruchtkonzentrate, Honig, Traubenfruchtsüße, Fruchtpürees oder Trockenfrüchte wie Rosinen genutzt. Alle diese Zutaten enthalten einen großen Anteil Zucker.

Wie viel Zucker in den jeweiligen Lebensmitteln steckt, wird durch diese versteckten Zucker zu einer großen Herausforderung.

Leider sind die Hersteller in keinster Weise dazu verpflichtet, die verwendeten Mengen und Zuckerarten genau zu deklarieren.

Wer sich die Zutatenlisten aber genau anschaut, kann trotzdem erkennen, wie viel Zucker in dem jeweiligen Lebensmittel enthalten ist. Als gute Orientierung dient dabei der Platz der jeweiligen Zuckerart auf der Zutatenliste. Denn die Zutaten beziehungsweise Mengen werden in absteigender Reihenfolge aufgelistet. Steht Zucker an erster Stelle, halten Sie ein Produkt in der Hand, das zum größten Teil aus Zucker besteht.

Da aber niemand solche Produkte kaufen würde, versteckt die Lebensmittelindustrie Zucker sehr gut in den Zutatenlisten und verwendet Alternativbezeichnungen wie Dextrose, Süßmolkepulver oder Fructose-Glukose-Sirup und weitere Bezeichnungen, um den Zuckergehalt zu verschleiern. In einer Zutatenliste tauchen auch oft genug mehrere Alternativbezeichnungen für Zucker auf. Damit ist die Einschätzung des wahren Zuckergehaltes schier unmöglich.

Die Nährwertkennzeichnung bei verpackten Lebensmitteln ist seit dem 13. Dezember 2016 Pflicht und soll Ihnen genauen Aufschluss über die verwendeten Zutaten geben. Doch leider bleiben die Zutatenlisten verwirrend, weil Zucker unterschiedlich definiert wird. Der Trick, womit die Lebensmittelindustrie den Zuckergehalt verschleiert, ist ganz einfach.

Denn die Gesamtmenge an Zucker wird auf kleine Mengen verteilt, die jeweils eine andere Bezeichnung für Zucker tragen.

Damit rutscht Zucker in der Zutatenliste ganz nach unten und belegt nur die hinteren Plätze. Augenscheinlich fallen sie dadurch nicht so sehr ins Gewicht, als wenn nur das Wort Zucker auftaucht und durch die Menge einen der ersten Plätze belegt.

Die Nährwerttabellen der Produkte kennen auch keine Unterscheidung zwischen Mono- und Disaccharide. Aufgeführt werden beide zusammengerechnet in einer Summe.

Das Einzige, was einzeln aufgeführt wird, sind die verschiedenen Zuckerarten.

Steht dort Zucker, ist Rüben- oder Rohrzucker gemeint, der auch als Saccharose bezeichnet wird.

Eine zuckerfreie Ernährung oder eine Reduzierung des Zuckerkonsums erfordert, dass Sie bei industriell verarbeiteten Lebensmittel genauer hinschauen. Das ist besonders bei den Lebensmitteln wichtig, die nicht offensichtlich als süß gelten. In ihnen steckt ein großer Anteil an Zucker.

Wahre Zuckerfallen sind der pikante Ketchup, die köstlich schmeckende Fischkonserve, Fertigsuppen und der würzige Krautsalat. Daher sollten Sie bewusst und sparsam mit solchen Lebensmitteln umgehen, wenn sie den Zuckerkonsum einschränken oder sich zuckerfrei ernähren wollen.

Viel wirksamer ist die überlegte Verwendung zuckerhaltiger Produkte, als der Verzicht auf das köstliche Stück Schokolade nach dem Essen.

Körper und Gesundheit – die Wirkung von Zucker auf das Wohlbefinden

Lange Zeit waren Fette diejenigen, die im Verdacht standen, die Gesundheit zu beeinträchtigen und Krankheiten hervorzurufen. Doch der Übeltäter, der die Gesundheit schädigt, ist Zucker. Ganz unbewusst nehmen Sie täglich große Mengen davon auf, die in gesüßten Lebensmitteln und Getränken enthalten sind.

Schauen Sie sich einmal die Grundnahrungsmittel wie Kartoffeln, Pasta, Brot und Obst an. Sie zählen zu den kohlenhydratreichen Lebensmitteln. Der Zucker, der darin enthalten ist, erzeugt den köstlichen Geschmack, macht Hunger auf mehr und steigert die gute Laune.

Weil Sie Ihren Körper darauf programmiert haben und den süßen Geschmack lieben, verlangt Ihr Körper immer wieder nach Zucker. In Zeiten, wo es nicht alles im Überfluss gab, stellte das kein großes Problem dar.

Denn reife, köstliche Beeren und Früchte gab es nur zu bestimmten Zeiten im Jahr, die auf ein geringes Zeitfenster begrenzt war.

Heute bekommen Sie jahreszeitenunabhängig viele süße, leckere Köstlichkeiten in jeder gewünschten Menge. Dabei sind auch Lebensmittel, die zusätzlich mit verstecktem Zucker und Süßungsmittel versetzt sind, um den Geschmack zu verbessern.

Da Zucker aber nicht gleich Zucker ist, hat er großen Einfluss auf die Gesundheit und den Körper. Diesen Einfluss sollten Sie nicht unterschätzen. So haben Studien gezeigt, dass Zucker eine ähnliche Wirkung auf das Gehirn hat wie der Konsum von Kokain. Genauso wie bei Kokain fällt es bei Zucker deutlich schwerer, sich nur einzuschränken, als ganz darauf zu verzichten. Die Abhängigkeit ist aber nur ein Aspekt, wie Zucker auf das körperliche Wohlbefinden und die Gesundheit Einfluss nimmt.

Krebszellen lieben beispielsweise Zucker. Wird dem Körper Zucker gegeben, produziert er mehr Insulin.

Dieser Stoff ist aber nicht nur für den Blutzuckerspiegel wesentlich.

Vielmehr hat Insulin auch eine Wirkung auf die Hormonproduktion und fördert die Ausschüttung des Wachstumshormons.

Um zu wachsen, brauchen Krebszellen Brennstoff, der ihnen durch einen hohen Zuckerkonsum und die damit verbundene Ausschüttung des Wachstumshormons geliefert wird. Die Krebszellen wachsen dadurch schneller und können schwerwiegende Krebserkrankungen auslösen.

Ein weiterer Faktor, den Sie bei zu hohem Zuckerkonsum nicht unberücksichtigt lassen sollten, ist das Gleichgewicht zwischen Hunger- und Sättigungsgefühl, das aus den Fugen gerät. Bei einer kontinuierlich zuckerhaltigen Ernährung ist Ihr Organismus dazu gezwungen, immer mehr Insulin auszuschütten, sodass nach einiger Zeit eine Insulinresistenz entsteht.

Die Ausschüttung von Leptin, das sogenannte Sättigungshormon und von Ghrelin, das sogenannte Hungerhormon erfolgt nicht mehr in der richtigen Dosierung.

Folge davon ist, dass Sie ständig Hunger haben und sich gleichzeitig nicht mehr auf die Signale des Körpers verlassen können.

Die ständige Mehrproduktion von Hormonen versetzt den Organismus in Stress, sodass vermehrt Cortisol, das sogenannte Stresshormon ausgeschüttet wird. Hoher Zuckerkonsum sorgt auch dafür, dass der Stoffwechsel nicht ordentlich funktioniert. Das hat zur Folge, dass das Körpergewicht nach oben klettert und sich Pölsterchen an Bauch und Hüfte breit machen. Des weiteren führt ein schlecht funktionierender Stoffwechsel zu erhöhten Cholesterinwerten und Bluthochdruck, woraus Herzkreislauferkrankungen und Diabetes entstehen können.

Durch einen hohen Zuckergehalt in vielen Lebensmitteln ist Diabetes mittlerweile eine Volkskrankheit. Gerade industriell verarbeitete Lebensmittel, Kuchen, Kekse, gesüßte Getränke und zuckerhaltige Frühstücksflocken haben nicht zuletzt dazu beigetragen, dass viele Menschen an Typ-2-Diabetes erkranken.

Die sogenannte „Altersdiabetes" ist aber nicht nur bei älteren Menschen zu finden. Selbst Kinder im Vorschulalter sind davon betroffen, weil ihr Blutzuckerspiegel komplett durcheinander ist.

Einfluss haben zudem Bewegungsmangel, Übergewicht und das Erbgut. Der Grundstein für Typ-2-Diabetes wird durch einen hohen Zuckerkonsum gelegt. Dabei geht die Sensibilität des Organismus auf Insulin verloren und die körpereigene Blutzuckerkontrolle bleibt auf der Strecke.

Durch Zucker wird auch die Darmgesundheit nachteilig geschädigt. Da sich 70 Prozent des Immunsystems im Darm befindet, hat das Organ eine entscheidende Bedeutung für Ihre Gesundheit und das körperliche Wohlbefinden. Die dort angesiedelten Bakterien sind nicht nur für die Verdauung zuständig, sondern auch für Ihre Gesundheit. Ist durch hohen Zuckerkonsum die Darmflora gestört und nicht mehr im Gleichgewicht, ergeben sich große Auswirkungen auf das Immunsystem.

Sie werden anfälliger für Krankheiten jeglicher Art und beschleunigen den Alterungsprozess. Gleichzeitig hat ein nicht intaktes Immunsystem Einfluss auf das Hautbild und Ihre allgemeine Grundstimmung.

Sie fühlen sich schlapp, antriebslos, kränklich, unkonzentriert und wenig leistungsfähig.

Der Einfluss von Zucker auf das Gehirn

Immer mehr Fachartikel, Studien und Erkenntnisse zeigen, dass sich durch zu hohen Zuckerkonsum eine Beeinträchtigung des Gehirns einstellt. Diese können zu einer Degeneration des Gehirns führen und leichte Merkprobleme hervorrufen. Wissenschaftler sehen auch zwischen hohem Zuckerkonsum und Demenz sowie Alzheimer einen Zusammenhang. Auch wenn das Gehirn Energie braucht, welche es sich hauptsächlich über Zucker holt, richtet ein zu hoher Konsum großen Schaden an, der sich in einer eingeschränkten Leistungsfähigkeit des Organs darstellt.

Aufgrund der modernen Ernährung wird regelmäßig eine optimale Dosierung für die Energiegewinnung deutlich überschritten. Das führt dazu, dass Zucker deutlich langsamer in Energie umgewandelt wird und nicht schneller.

Es gibt dazu eine interessante Studie, welche die australische Forscherin Margret Morris in ihrem Labor mit Ratten durchgeführt hat.

Damit wollte sie belegen, wie sich ein zu hoher Zuckerkonsum auf die Vergesslichkeit auswirkt. Eine Gruppe der Tiere bekam Zuckerwasser Futter. Anschließend wurde das Verhalten dieser Gruppe mit der Kontrollgruppe verglichen, die kein Zuckerwasser im Futter hatte. Nach einer Woche zeigte sich schon, dass das räumliche Gedächtnis der Tiere mit Zuckerwasser nachgelassen hatte.

Ein Forscherteam der Berliner Charité hat weitere Indizien herausgefunden, dass Zucker das Gehirn krank macht. Dafür führten sie einen Test mit 141 gesunden Senioren durch, die sich über einen Zeitraum von dreißig Minuten 15 Wörter einprägen sollten. Die Auswertung des Tests ergab, dass sich die Teilnehmer mit viel Zucker im Blut im Durchschnitt nur an 13 Wörter erinnern konnten. Begründet werden die zwei fehlenden Wörter auf den Hippocampus, der bei diesen Personen kleiner und schlechter strukturiert ist.

In England wurde eine weitere Studie mit Kindern durchgeführt. Diese zeigte, dass nach einem zuckerreichen Frühstück die Kinder sich wacher, fitter und selbstbewusster fühlen.

Dieser Zustand ist aber nicht von langer Dauer, sodass die tatsächliche Leistungsfähigkeit nach kurzer Zeit schnell wieder nachlässt. Damit wird belegt, dass sich nicht nur bei Ratten, sondern auch bei Menschen der hohe Zuckerkonsum negativ auf das Erinnerungsvermögen auswirkt.

Das Gehirn reagiert auf Zucker sehr empfindlich und setzt weniger Proteine frei, die für die Neubildung von Nervenzellen und die Aktivierung der Synapsen erforderlich sind. Der Hippocampus reagiert durch zu viel Zucker deutlich schlechter auf Insulin. Gleichzeitig ergibt sich, dass Zucker schlechter ins Gehirn eingeschleust wird. Diese Mechanismen sorgen dafür, dass durch den Zuckerrausch kein Erschöpfungszustand bei den aktiven Hirnzellen entsteht.

Auf der anderen Seite wird aber die Zuckerzufuhr massiv gedrosselt. Folge davon ist am Ende, dass die aktive Hirnmasse schrumpft. Am meisten davon betroffen ist das Lernzentrum. Diese logische Erklärung könnte darauf schließen lassen, warum Menschen mit einem hohen Zuckerkonsum an Demenz erkranken.

Neben dem Gehirn sind auch weitere Organe von einem hohen Zuckerkonsum betroffen und werden massiv geschädigt. So haben Forscher der US-amerikanischen Gesundheitsbehörde Centers for Disease Control and Prävention (CDC) entdeckt, dass zwischen hohem Zuckerkonsum und tödlichen Herzerkrankungen ein enger Zusammenhang vorhanden ist.

Das Herz leidet nicht nur am Übergewicht, das durch süße Lebensmittel entsteht. Zucker fügt dem Herzen auf direktem Wege großen Schaden zu. Menschen mit einem hohen Zuckerkonsum, bei denen die Ernährung zu mehr als 25 Prozent aus Zucker besteht, erleiden dreimal häufiger einen Herzinfarkt als diejenigen, die sich gesund und ausgewogen ernähren und nur 10 Prozent oder weniger Zucker zu sich nehmen. Dementsprechend ist eine zuckerfreie Ernährung für ein gesundes Herz sehr wichtig.

Im Körper ist die Leber für die Verstoffwechselung der Kohlenhydrate sowie der Fettsäuren und anschließende Weitergabe an das Blut verantwortlich. Werden durch die Nahrung zu viele Fette und Kohlenhydrate aufgenommen, kann der Organismus diese nicht mehr ordentlich und vollständig verarbeiten und weitergeben. Es erfolgt eine Ablagerung von Fett, welches letztendlich zur Folge hat, dass die Leber verfettet. Eine Fettleber ist im ersten Moment nicht gefährlich und geht mit Übergewicht einher.

Allerdings begünstigt sie die Entstehung von Typ-2-Diabetes und Herzkreislauf-Erkrankungen. Durch die Ablagerungen wird das Organ geschwächt, sodass eine Leberentzündung entstehen kann.

Bleibt diese unbehandelt, kommt es im weiteren Verlauf zu einer Leberzirrhose, wobei lebenswichtige Zellen in der Leber zerstört werden. Es entstehen Narben und das Organ schrumpft. Das Risiko an Leberkrebs zu erkranken ist ungleich hoch. Zu viel Zucker führt zu Adipositas.

Dieses deutliche Übergewicht lässt klare Rückschlüsse auf eine falsche, ungesunde

Ernährung zu, die den Blutzuckerspiegel schnell in die Höhe katapultiert. Die Bauchspeicheldrüse ist ständig mit der Produktion von Insulin beschäftigt, um einen gesunden Ausgleich zu schaffen. Irgendwann kommt die Bauchspeicheldrüse aber an ihre Grenzen, sodass sie gar kein Insulin mehr produzieren kann.

Adipositas lässt sich aber mit einer zuckerfreien Ernährung und Sport in den Griff bekommen. Gleichzeitig ergibt sich eine positive Beeinflussung des Insulinhaushalts.

Ein wichtiger Richtwert neben Kohlehydrate sollte nicht außer Acht gelassen werden, wenn Sie eine zuckerreduzierte oder zuckerfreie Ernährung durchführen wollen. Dieser Richtwert ist der glykämische Index, der genauso das Wohlbefinden und die Gesundheit beeinflusst wie Zucker.

Glykämischer Index, ist nicht nur einfach eine Zahl

Der glykämische Index, ist eine Prozentzahl, die zur Ermittlung des Anstiegs des Blutzuckers, sowie der Höhe und Dauer herangezogen wird. Als Grundlage für die Messung dient der Verzehr von 50 Gramm Kohlenhydrate aus Lebensmitteln. Der Anstieg des Blutzuckerspiegels nach Aufnahme von 50 Gramm Glukose wird dabei als Referenzwert verwendet und mit 100 Prozent gleichgesetzt.

Wenn Sie kohlenhydrathaltige Lebensmittel essen, die einen schnellen Anstieg des Blutzuckers hervorrufen, spricht man von einem hohen glykämischen Index.

Werden hingegen Lebensmittel mit wenigen oder keinen Kohlenhydraten wie Fette, Öle, Fisch und Fleisch gegessen, erfolgt nur eine indirekte Beeinflussung des Blutzuckerspiegels, weil kein glykämischer Index vorhanden ist. Über die Richtigkeit dieser Aussage wird aber immer noch heftig diskutiert.

Ein weiterer Begriff, der im Zusammenhang mit dem glykämischen Index (GI) immer wieder auftaucht, ist der glykämische Load (GL), der sich auf die tatsächliche glykämische Gesamtbelastung durch die verzehrten Lebensmittel bezieht. Die Tabellen, die es zum GL gibt, beziehen sich bei den Angaben auf eine Standardportion in festgelegter Größe wie beispielsweise auf eine Scheibe Weißbrot von 30 Gramm oder 50 Gramm Reis.

Haben Lebensmittel bei der zuckerfreien Ernährung einen niedrigen GI, verhindern Sie Hungergefühle, Müdigkeit und Abgeschlagenheit. Im Folgenden erhalten Sie einen groben Überblick über Lebensmittel mit einem hohen, mittleren und niedrigen glykämischen Index.

Folgende Lebensmittel haben einen hohen glykämischen Index:

- weißer Reis
- Traubenzucker
- Kartoffeln als Püree oder Pommes Frites
- Weizenmehl-Backwaren wie Brötchen, Toastbrot und Baguette
- Kräcker, Kartoffelchips & Co.

- Cornflakes
- Gesüßte Limonade
- Bier

Alle diese Köstlichkeiten lassen den Blutzucker schnell ansteigen und sorgen für eine hohe Ausschüttung von Insulin. Die enthaltenen kurzkettigen Kohlenhydrate versorgen den Körper sofort mit Energie, sodass sich auch direkt die Leistungsfähigkeit erhöht. Genauso schnell wie der Blutzuckerspiegel ansteigt, fällt er auch wieder.

Ein mittlerer glykämischer Index ist bei folgenden Lebensmitteln zu finden:

- Müsli und Müsliriegel
- Fruchtjoghurt
- Vollkornbrot
- Bananen, Melone und Mangos
- Haushaltszucker
- Weizennudeln
- Eiscreme
- Fruchtsäfte

Diese Lebensmittel sorgen auch für einen schnellen Blutzuckerspiegelanstieg. Allerdings verläuft der Abfall deutlich langsamer.

Einen niedrigen glykämischen Index bieten Ihnen Lebensmittel wie:

- Gemüse
- Obst
- Fleisch
- Fisch
- Vollkornreis
- Trockenobst
- Hülsenfrüchte
- ungesüßte Milchprodukte
- Nüsse

Lebensmitteln mit einem niedrigen glykämischen Index sind mit langkettigen Kohlenhydraten ausgestattet. Der Organismus braucht für die Verstoffwechselung länger, sodass der Blutzuckerspiegel nur langsam in die Höhe steigt. Der Körper wird anhaltend und kontinuierlich mit Energie versorgt.

Es ergibt sich eine positive Wirkung auf die körperliche Gesundheit und das seelische Wohlbefinden.

Der messbare Glukosegehalt im Blut wird auch als Glykämie bezeichnet. Ein Liter Blut enthält ungefähr 1 g Glukose, wenn die Messung auf nüchternen Magen erfolgt.

Da bei der Verdauung Kohlenhydrate in Glukose umgebaut werden, hat der glykämische Index von Lebensmitteln eine große Bedeutung für den Stoffwechsel und die Insulinausschüttung, die im Körper viele Vorgänge beeinflussen. Daher sollte immer geschaut werden, wie es bei den jeweiligen Kohlenhydraten um den glykämischen Index bestellt ist.

Welche Menge Zucker braucht der Körper?

Die Weltgesundheitsorganisation WHO hat sich mit diesem Thema beschäftigt und den bisher geltenden Leitfaden zum täglichen Zuckerkonsum von Kindern und Erwachsenen 2015 überarbeitet und veröffentlicht. Vor 2015 ist man davon ausgegangen, dass 10 Prozent Zucker bei der täglichen Kalorienzufuhr nicht überschritten werden sollte. Nach heutigen Erkenntnissen wurde diese Zahl aber revidiert und auf 5 Prozent gesenkt.

Welche Zuckerformen umfassen diese 5 Prozent? Was bedeutet das nun für den Alltag? So einfach lässt sich diese Frage nicht beantworten. Denn der Körper braucht Zucker, damit der Organismus ordnungsgemäß funktioniert. Wird aber zu viel Zucker gegessen, sind große Schäden vorprogrammiert.

Wie Sie ja bereits wissen, braucht der Körper Glukose, weil er daraus die wichtige, benötigte Energie gewinnt.

Doch wie machen Sie es richtig? Praktischerweise kommen Sie über fast alle Lebensmittel an den wichtigen Energiespender Glukose heran. Auf der einen Seite führen Sie dem Organismus den wertvollen Stoff auf direktem Wege zu und andererseits wird durch die Verstoffwechselung von Stärke automatisch Glukose im Körper hergestellt.

Eine direkte Aufnahme von Glukose ist mit herkömmlichem Haushaltszucker oder Traubenzucker möglich. Beide bestehen zur Hälfte aus Glukose und Fruchtzucker und gelangen auf direktem Wege in die Blutbahn, wodurch der Blutzuckerspiegel schnell ansteigt.

Wenn Sie Obst und Gemüse essen, gestaltet sich der Vorgang ähnlich, wird aber langsamer durchgeführt, da beide Lebensmittel Fructose und Glukose enthalten. Die Zusammensetzung ist aber anders aufgeteilt, sodass der Blutzuckerspiegel langsamer ansteigt, weil Glukose in Form von Stärke dem Körper zugeführt wird. Enthalten ist diese Stärke in Kartoffeln, Hülsenfrüchten und Getreide. Als Zucker wahrgenommen wird sie nicht, weil den Lebensmitteln der süße Geschmack fehlt.

Kauen Sie aber beispielsweise länger auf einem Stück Brot, stellen Sie schnell einen süßeren Geschmack fest, der durch die enthaltene Stärke entsteht. Der Organismus ist in der Lage, Stärke in Glukose umzuwandeln, die anschließend über das Blut zu den einzelnen Zellen transportiert wird.

Abgesehen von Glukose, ist in Lebensmitteln auch Fructose, der sogenannte Fruchtzucker enthalten. Zu finden ist er in Honig, Gemüse, Obst und mit einem Anteil von 50 Prozent auch in Haushaltszucker. Während der Körper für die Erfüllung aller wichtigen Aufgaben Glukose dringend benötigt, kann er auf Fructose sehr gut verzichten.

Medizin und Wissenschaft sind sogar der Überzeugung, dass Fructose für den Körper keine Vorteile bietet. Sie sehen Fruchtzucker sogar als Gift. Belegt wird diese Aussage durch eindeutige Fakten. Denn es wurde nachgewiesen, dass der Körper nur einen geringen Anteil von 10 Prozent Fructose verwerten kann. Die übrigen 90 Prozent landen in der Leber, die das wichtigste Entgiftungsorgan des Körpers darstellt.

Leider wird von vielen Menschen Fructose mit Obst in Verbindung gebracht, wodurch dieser Zucker als gesund eingestuft wird. Dementsprechend kommt Agavendicksaft mit einem Fructosegehalt von 90 Prozent oftmals bei einer gesunden Ernährung zum Einsatz. Für den Körper ist er allerdings nicht so gesund, wie es vielleicht den Anschein hat. Daher sollten Sie Agavendicksaft bei Ihrer zukünftigen zuckerfreien Ernährung besser komplett vermeiden.

Wer den Leitfaden der WHO bei einer zuckerreduzierten Ernährung zugrunde legt und nur 5 Prozent der täglichen Energiezufuhr über Zucker abdeckt, kann am Tag rund 25 Gramm Zucker essen.

Diese Menge entspricht ungefähr 6 Teelöffeln. Im ersten Moment erscheint Ihnen das sehr viel, da Sie sicherlich keine 6 Teelöffel Zucker im Kaffee oder Tee verwenden.

Da ist Ihnen aber ein kleiner Denkfehler unterlaufen. Denn mit den 6 Teelöffeln ist nicht nur der Haushaltszucker gemeint, sondern jegliche Form von Zucker in Lebensmitteln.

Dazu gehören vor allen Dingen Honig, Säfte, Fruchtzuckerkonzentrate und Sirup, die als Geschmacksgeber bei der industriellen Verarbeitung von Lebensmitteln zum Einsatz kommen.

Ein paar Zahlen zur Veranschaulichung:

- ein 300 ml Glas Cola, enthält 300 Gramm Zucker
- ein Esslöffel Ketchup, enthält einen Teelöffel Zucker
- mit einem Fruchtjoghurt decken Sie den Tagesbedarf von 25 Gramm Zucker komplett ab

Versteckten Zucker finden Sie beispielsweise in Saucen, Chips, Wurst, Brot, Gemüse und Müsli. In den Zutatenlisten können Sie den Zucker schnell identifizieren. Die Empfehlung der WHO schließen die versteckten Zucker in Lebensmitteln mit ein.

Als Ausnahme werden Obst, Gemüse und Milch gesehen, da der enthaltene Zucker anscheinend keine negativen Auswirkungen auf die Gesundheit hat.

Für eine gesunde Ernährung sollten Sie die empfohlene Menge der WHO von 25 Gramm nicht überschreiten und versteckten Zucker in jeder Form vermeiden. Diese geringe Menge ist ausreichend, da der Organismus selber Glukose herstellen kann und zusätzlichen Zucker nicht braucht.

Bei der Verwendung von Haushaltszucker geben Sie Ihrem Körper keine essenziellen Nährstoffe, sondern nur leere Energie. Damit kann der Organismus überhaupt nichts anfangen.

Haushaltszucker und andere alternative Süßungsmittel

In sozialen Netzwerken und in Foren stoßen Sie auf regelrechte Diskussionen, wo Zucker an den Pranger gestellt wird, weil er schlecht für die Gesundheit ist. Unzählige Beiträge befassen sich auch damit, welche Alternative die beste zum handelsüblichen Haushaltszucker ist.

In speziellen „zuckerfreien" Gruppen gibt es Personen, die Agavendicksaft als besten Zuckerersatz sehen und diesen in den Himmel heben. Bei einem Streifzug durch die Supermarktregale entdecken Sie schnell die unzähligen Zuckerersatzstoffe. Ihnen wird nachgesagt, dass sie eine gesunde Alternative sein sollen. Die Hersteller versprechen Ihnen, dass Sie damit den Zuckerkonsum reduzieren oder sogar eine zuckerfreie Ernährung bewerkstelligen können.

Schnell macht sich das Gefühl breit, dass Zucker ein unerwünschtes Thema ist. Denn es wird ein großes Geheimnis um Zucker, genauso wie um Fruchtzucker gemacht.

Jede Diskussion wird schnell im Keim erstickt und die Bezeichnung Zucker nur für den ganz gewöhnlichen Haushaltszucker verwendet, der zu gleichen Teilen aus Glukose und Fructose besteht. Das gleiche Mischungsverhältnis finden Sie auch in Rohrzucker, Rübenzucker, braunem Zucker und Puderzucker. Die feinen Unterschiede der Zuckersorten beschränken sich auf den Mineralstoffgehalt und die Farbe, sodass sie keine gute Alternative zu raffiniertem Zucker darstellen.

Aktuell wird daher sehr gerne zu Zuckerersatzstoffen gegriffen. Auf der Beliebtheitsliste stehen Agavendicksaft und Agavensirup an erster Stelle. Daher ist es nicht verwunderlich, dass er für eine zuckerfreie Ernährung hoch im Kurs steht. Im Vergleich zu normalem Haushaltszucker weist er einen geringen glykämischen Index auf. Das ändert aber nichts an der Tatsache, dass sowohl der Saft wie auch der Sirup zu 90 Prozent aus Fruchtzucker bestehen. Der Organismus kann die Fructose nicht insulinabhängig verwerten, sodass die Verwendung keine Auswirkungen auf den Insulinhaushalt hat.

Einen ähnlichen Fruchtzuckergehalt wie raffinierter Zucker hat Kokosblütenzucker. Beworben wird er als die „Natürlichkeit von Zucker", da einige Mineralstoffe wie Eisen, Kalium, Magnesium und Zink darin enthalten sind. Da diese Mengen aber so klein sind, kommt keine andere Bewertung wie bei weißem, raffiniertem Haushaltszucker Infrage.

Als natürliche Alternative werden Ahornsirup und Honig angepriesen. Da nur ein durchschnittlicher Fructosegehalt von 40 Prozent vorliegt, erfolgt eine bessere Einstufung als bei herkömmlichem Zucker. In Nordamerika und Kanada ist Ahornsirup weit verbreitet und wird bei vielen unterschiedlichen Speisen verwendet. Sowohl Honig als auch Maple Syrup besitzen antioxidative Eigenschaften und wirken Entzündungen entgegen. Durch den hohen Fruchtzuckergehalt sollten Sie aber verhalten mit Honig und Ahornsirup umgehen und maßvoll sein.

Um den Zuckerkonsum zu senken, sind Datteln eine gute Alternative, da die Früchte nur 30 Prozent Fructose enthalten, aber trotzdem eine hohe Süßkraft bereitstellen.

Verwenden lassen sie sich perfekt bei rohen Süßspeisen wie roher Kuchen oder Energiebällchen. Durch den höheren Glukosegehalt kann der Organismus die Früchte sinnvoll für die Energiegewinnung verwerten, wenn Sie damit maßvoll umgehen.

Eines der ältesten Süßmittel ist Reissirup, der von der Konsistenz dem Agavendicksaft sehr ähnlich ist. Das ist aber auch das Einzige. Seinen Ursprung hat der Reissirup in Asien. Neben Glukose enthält er Mineralstoffe, Maltose und Oligosaccharide, aber keine Fructose. Bei all den positiven Eigenschaften, sollte aber genauer auf den glykämischen Index geschaut werden.

Dieser liegt in einem sehr hohen Bereich, wodurch eine schnelle Verstoffwechselung erfolgt. Reissirup ist das ideale Süßungsmittel für Speisen und zum Backen.

Haben Sie schon einmal etwas von Xylit gehört? Xylit wird Ihnen sicherlich unter dem Namen Birkenzucker bekannt sein und gehört zu der Gruppe der Zuckeralkohole.

Genau dieser Birkenzucker ist ideal für eine zuckerfreie Ernährung, weil der glykämische Index und der Fructosegehalt sehr gering sind. Mit Xylit gelingt es Ihnen, normalen Haushaltszucker 1:1 zu ersetzen, weil er die gleiche Süßkraft bereitstellt. Kein anderes Süßungsmittel bietet Ihnen die gleiche oder eine ähnliche antikariogene Wirkung.

Im Klartext heißt das nichts anderes, als dass es außer Xylit kein anderes Süßungsmittel mit den gleichen kariesvorbeugenden und kariesreduzierenden Eigenschaften gibt. Xylit hat neben den vielen Vorteilen auch einen kleinen Nachteil, der sich in einer abführenden Wirkung darstellt. Des weiteren kann es zu Blähungen und Bauchschmerzen kommen.

Beim Kauf von Xylit ist wichtig, dass Sie hochwertigen Birkenzucker nehmen und nicht auf die günstigere Variante aus Mais zurückgreifen.

Weitere Alternativen zu Zucker sind Zuckerersatzstoffe wie Stevia und Erythrit. Stevia enthält keine Kalorien und keine Fructose.

Hergestellt wird Stevia aus einem Stoffgemisch der „Stevia rebaudiana" Pflanze, die als Süßkraut oder Honigkraut bekannt ist. Das Süßungsmittel besteht hauptsächlich aus Ditpernglycosid Steviosid, Rebaudiosid und weiteren Stevioglycosiden, die diesem Lebensmittelersatzstoff zusammengefügt werden. Die Pflanzen, aus denen Stevia hergestellt wird, gibt es vorwiegend in Südamerika. Die süßende Wirkung war schon den Ureinwohnern bekannt. Bei der Verwendung von Stevia wird der Blutzuckerspiegel nicht negativ beeinflusst. Allerdings werden Sie feststellen, dass ein starker Eigengeschmack vorhanden ist.

Empfinden Sie diesen Eigengeschmack als unangenehm, versuchen Sie doch das kalorienarme Erythrit, das auch zur Gruppe der Zuckeralkohole gehört. Gewonnen wird es durch das Fermentieren von Traubenzucker. In einigen Obstsorten wie Weintrauben, Birnen, Wassermelonen, aber auch Käse, Sojasoße, Reiswein und Bier ist es zu finden. Für die Herstellung kommt eine Hefepilzkultur zum Einsatz, die beim Gärprozess Glukose in Erythrit umwandelt.

Das Produkt wird anschließend gereinigt, getrocknet und zu Kristallen verarbeitet, die genauso aussehen wie normaler Haushaltszucker. Die abführende Wirkung von Erythrit ist deutlich geringer, da die Aufnahme der enthaltenen Stoffe über den Dünndarm erfolgt und eine Ausscheidung über die Nieren stattfindet. In Bezug auf die Süßkraft kommt Erythrit zu 70 Prozent an den normalen Haushaltszucker heran.

Auch wenn Obst einen hohen Fructoseanteil hat, sollten Sie bei einer zuckerfreien Ernährung nicht darauf verzichten. Das Kraftwerk in Ihrem Körper erkennt genau, ob ihm hoch konzentrierte, industrielle Fructose oder Obst mit Vitaminen, Ballaststoffen und Mineralien zugeführt werden. Genauso weiß Ihr Organismus das auch bei Gemüse. Eisen, Vitamine A, B und C sowie Ballaststoffe und weitere Mineralien sind wichtig für das Immunsystem und die Gesunderhaltung.

Leider gibt es kaum noch Lebensmittel, außer natürlichen Nahrungsmitteln, wie Obst und Gemüse, die nicht industriell verarbeitet und kein Zucker beigefügt wird.

Daher ist es sinnvoll, frische Zutaten bei einer zuckerreduzierten oder zuckerfreien Ernährung zu verwenden, da der enthaltene Zucker nicht schädlich ist, wenn Sie auf zusätzlichen Zucker gänzlich verzichten.

Zuckerfreie Ernährung und der Alltag

In der Theorie hört sich zuckerfreie Ernährung recht einfach an. Doch leider werden Ihnen in der Praxis viele Steine in den Weg gelegt. Trotz des Überangebots wird die Beschaffung von Lebensmittel plötzlich deutlich schwieriger und erfordert mehr Zeit, weil Sie einfach genauer hinschauen müssen.

Ist es allerdings Ihr großes Ziel, auf zusätzlichen Zucker zu verzichten, gelingt Ihnen auch die Ernährungsumstellung. Schnell bekommen Sie ein Gefühl dafür, auf welche Produkte nicht mehr auf Ihren Speiseplan gehören.

Studieren Sie beim Einkauf die Zutatenlisten der Lebensmittel genau. Dort finden Sie alle wichtigen Angaben detailliert aufgeführt.

Wenn Sie viele Mahlzeiten aus frischen Zutaten selber zubereiten, sind Sie auf jeden Fall auf der sicheren Seite.

Immer mehr Menschen entscheiden sich dazu, komplett auf raffinierten Haushaltszucker zu verzichten.

Das ist kein unbedingtes Muss, kann aber zum erklärten Ziel werden, wenn Sie von zuckerreduzierter auf zuckerfreie Ernährung umschwenken.

Haben Sie Ihre Essgewohnheiten in Richtung gesunde, ausgewogene Ernährung geändert, dürfen Sie zwischendurch auch ein Stück Pizza oder Kuchen essen. Zucker ist nämlich nur in großen Mengen für den Körper schädlich.

Nutzen Sie zuckerärmere Varianten, die eine gute, gesündere Alternative darstellen. Dafür brauchen Sie nur wahre Zuckerbomben weglassen oder auszutauschen, deren Süße durch hochkonzentrierte, industrielle Fructose oder Einfachzucker hergestellt wird.

Seien Sie sich vor allen Dingen im Klaren darüber, dass ein Verzicht auf Zucker zuträglich für Ihr körperliches Wohlbefinden und Ihre Gesundheit ist.

Mit dieser Denkweise fällt es Ihnen leichter, den Zuckerkonsum zu reduzieren.

Ihr Körper und sämtliche Vitalfunktionen funktionieren auch ohne zusätzlichen Zucker, da der Organismus darauf ausgelegt ist, fast alle wichtigen Stoffe aus den gesunden Lebensmitteln zu verwerten. Für einen guten Start reduzieren Sie zusätzlichen Zucker an der richtigen Stelle. Damit lässt sich eine gute Ausgangssituation in eine zuckerreduzierte oder zuckerfreie Ernährung schaffen.

Tipps – endlich zuckerfrei leben

Es ist nicht immer einfach, alte Essgewohnheiten abzulegen und durch neue zu ersetzen. Doch eine Ernährungsumstellung und der Beginn einer gesunden Lebensweise beginnt zuallererst in Ihrem Kopf. Daher müssen Sie Klarheit schaffen und erkennen, welche Auswirkung Zucker auf Ihren Organismus und Ihre Gesundheit hat. Haben Sie das erkannt, fällt es Ihnen garantiert nicht mehr schwer, Ihr Ziel klar zu definieren und motiviert an die Ernährungsumstellung heranzugehen.

Indem Sie sich immer wieder die Frage stellen, was Sie eigentlich erreichen möchten, wird das Ziel für Sie immer deutlicher.

Daher sollten Sie für sich selbst klären, ob Sie nur für einige Wochen komplett auf Zucker verzichten wollen, um anschließend einen besseren Umgang mit Ihrem Zuckerkonsum herbeizuführen.

Oder wollen Sie sogar Ihre gesamte Ernährung umstellen und auf Zucker verzichten?

Bei der zuckerfreien Ernährung müssen Sie grundsätzlich darüber Gedanken machen, ob Sie nur auf gewöhnlichen Haushaltszucker verzichten wollen oder ob Sie alle Lebensmittel mit zusätzlich beigefügtem Zucker aus Ihrer Ernährung eliminieren. Haben Sie Ihr Ziel ermittelt, können Sie sofort mit der Umsetzung beginnen.

Manchen wird es leichter fallen, Schritt für Schritt den Zuckerkonsum zu reduzieren. Lassen Sie zu Beginn den Zucker in Kaffee oder Tee weg und verzichten Sie auf Süßigkeiten und Schokolade zwischendurch. Lebensmittel und Getränke sollten Sie genau anschauen und überlegen, durch was Sie die zuckerhaltigen Produkte ersetzen können. Meiden Sie Fertiggerichte und tauschen Sie diese gegen frische Zutaten, die nicht mit zusätzlichem Zucker industriell verarbeitet sind.

Wem der Verzicht auf Zucker sehr leicht fällt, kann direkt mit einer zuckerfreien Ernährung durchstarten und auf alle Produkte mit zusätzlichem Zucker verzichten. Um von null auf hundert durchzustarten, sollten Sie den richtigen Zeitpunkt wählen.

Vor Feiertagen wie Ostern, Weihnachten und anderen Anlässen ist der Start in eine zuckerfreie Ernährung nicht ratsam, da die Verführung durch besondere Köstlichkeiten zu groß ist. Dieser zu widerstehen ist ein wahrer Kraftakt, der Sie schnell an Ihre Grenzen bringt, sodass Sie Ihr auserkorenes Ziel wieder verwerfen. Damit Ihnen der Start in eine zuckerfreie Ernährung optimal gelingt, sollten Sie damit im Urlaub oder an einem längeren Wochenende starten.

Zu Beginn einer zuckerfreien Ernährung können sich Entzugserscheinungen einstellen, wenn vorher viel Zucker konsumiert wurde. Begleiterscheinungen sind Müdigkeit, Abgeschlagenheit, Kraftlosigkeit, Kopfschmerzen, schlechte Laune und ein großes Verlangen nach Zucker. Wenn diese überstanden sind, fühlen Sie sich gleich viel besser.

Beseitigen Sie alle Süßigkeiten aus Ihrem direkten Umfeld und ersetzen Sie diese durch gesunde Alternativen. Ideal sind Obst und Gemüse, die sich schnell zubereiten lassen und Ihnen alle wichtigen Nährstoffe, Ballaststoffe und Vitamine bereitstellen.

Ungekocht sind sie ideal für köstliche Snacks, die gleichzeitig eine sättigende Wirkung haben. Sehr gut lässt sich das Verlangen nach Zucker mit Zimt, Vanille oder Kakaonips überwinden.

Machen Sie Ihr Frühstücksmüsli selber, anstatt auf zuckerhaltige Fertigprodukte zurückzugreifen. Auch wenn morgens die Zeit knapp bemessen ist, sollte Fertigmüsli, Schokolade oder Zucker im Kaffee keine Option sein. Müsli lässt sich bequem für einige Tage auf Vorrat herstellen, sodass Sie morgens nur noch frisches Obst hinzufügen brauchen. Nehmen Sie diese neuen Rituale in Ihren Tagesablauf mit auf. Sie geben Ihnen ein gutes Gefühl, Sicherheit und stärken Ihr Selbstvertrauen, weil Sie es schaffen, auf Zucker zu verzichten oder den Zuckerkonsum einzuschränken.

Stressabbau gelingt auch mit anderen Dingen als mit Schokolade. Wenn Sie gerade keine Möglichkeit für Sport oder einen langen Spaziergang haben, nutzen Sie Atemübungen oder Yoga, um Ihren Gedanken und Gefühlen freien Lauf zu lassen. Das ist sogar im Büro möglich. Nach der Arbeit können Sie immer noch Sport treiben.

Als sportliche Ablenkungsstrategie eignet sich Ausdauertraining perfekt. Gleichzeitig stärken Sie Ihr Herzkreislaufsystem, straffen die Muskulatur und definieren Ihren Körper. Jede Art von Belohnung, außer Zucker, ist eine tolle Möglichkeit, um Stress abzubauen und dem Körper etwas Gutes zu tun.

Wer viel unterwegs ist, steht mit einer zuckerfreien Ernährung täglich vor einer großen Herausforderung. Ihr direktes Umfeld ist genau auf die neue, zuckerfreie Ernährung ausgelegt. Ungeahnte Schwierigkeiten erwarten Sie aber im Urlaub, bei Familienfeiern oder auf der Arbeit, die Sie galant lösen müssen. Auf der Arbeit lässt sich ungesundes Kantinenessen durch selbst vorbereitete Speisen ersetzen.

Schnell zubereitet und köstlich sind Gerichte mit Hirse oder Quinoa, die auch kalt sehr lecker schmecken. Obst, Gemüse, Rohkostriegel, Nüsse und eine Flasche Wasser werden zu Ihren ständigen Begleitern für unterwegs. Bei Familienfeiern und Partys stoßen Sie mit Ihrer zuckerfreien Ernährung oftmals auf Unverständnis, weil Sie auf so viele Köstlichkeiten freiwillig verzichten.

Zu hören bekommen Sie garantiert, dass Speisen ohne Zucker nicht schmecken und nicht lecker sein können. Besteht das Buffet aus mitgebrachten Speisen, haben Sie die Chance, Freunde und Familie davon zu überzeugen, dass zuckerfreie Ernährung richtig gut schmeckt.

To do Liste - Damit gelingt die Umstellung auf eine zuckerfreie Ernährung

1. Fertigen Sie eine Liste an, in der Sie alle Lebensmittel aufschreiben, in denen Zucker enthalten ist. Diese Liste lässt sich bequem am Rechner erstellen, ausdrucken und in Ihrer Küche gut sichtbar aufhängen. Damit haben Sie immer im Blick, was Ihrem Körper nicht guttut.

2. Schreiben Sie in einer zweiten Liste alle Lebensmittel auf, die keinen Zucker enthalten. Diese können Sie genauso in Ihrer Küche aufhängen. So wissen Sie sofort, welche Lebensmittel ideal für eine zuckerfreie Ernährung sind.

3. Tauschen Sie gesüßten Kaffee, Tee und Fruchtsäfte gegen ungesüßte Getränke aus. An den reinen Geschmack von Tee, Kaffee und Fruchtsäfte ohne Zucker werden Sie sich schnell gewöhnen. Mit Himbeeren und Gurke oder Zitrone und Melisseblättern erhält Wasser einen tollen Geschmack.

4. Verbannen Sie Marmelade, Nutella & Co. vom Frühstückstisch und greifen Sie stattdessen zu einem herzhaften Frühstück. Als Alternative kann auch selbstgemachtes Müsli, Gemüse oder Naturjoghurt gegessen werden.

5. Wenn Sie abends noch etwas naschen müssen, greifen Sie auf Gemüsesticks oder Knäckebrot mit selbstgemachten Dips zurück. Da wissen Sie genau, dass kein zusätzlicher Zucker enthalten ist, auf den Sie ja verzichten wollen.

6. Falls Sie noch Süßigkeiten zu Hause haben, werden sich die Nachbarskinder garantiert darüber freuen. Räumen Sie alle Schubladen und Schränke leer, um nicht durch die eingelagerten Leckereien in Versuchung geführt zu werden.

7. Stellen Sie sich selbst an den Herd und kochen Sie aus frischen Zutaten köstliche Gerichte. Dadurch wissen Sie immer ganz genau, was bei Ihnen auf den Teller kommt.

8. Gönnen Sie sich zwischendurch etwas Gutes und belohnen Sie sich für den Erfolg. Sie haben jetzt bereits drei Wochen durchgehalten.

Anstelle von Süßigkeiten oder einer Pizza vom Lieblingsitaliener ist eine Massage, ein tolles Wellness-Bad oder eine DVD, die Sie schon immer haben wollten, eine gute Art sich zu belohnen.

9. Erzählen Sie Freunden und der Familie, dass Sie sich jetzt zuckerfrei ernähren. Damit schieben Sie einen Riegel vor, dass Sie ungefragt Süßigkeiten geschenkt bekommen.

10. Verzichten Sie auf Zuckerersatzstoffe wie künstliche Süßungsmittel oder Dicksäfte. Sie sind genauso wenig wie Zucker bei einer zuckerfreien Ernährung angebracht.

11. Inspirationen für neue Gerichte können Sie sich sehr gut aus Food-Blogs und speziellen Kochbüchern holen. Die vorgestellten Gerichte machen schon beim Anschauen der Bilder hungrig, sodass Sie diese nur noch einfach nachkochen brauchen.

12. Beim Einkauf ist nicht nur der Einkaufszettel, sondern ab jetzt die Zutatenlisten der Lebensmittel Ihr bester Freund.

Da Sie ja bereits wissen, dass für Zucker andere Begriffe wie Dextrose, Saccharose und weitere Namen verwendet werden, fällt es Ihnen nicht mehr ganz so schwer, den Zuckergehalt zu identifizieren und dementsprechend Ihre Auswahl zu treffen.

13. Gönnen Sie sich zwischendurch ruhig eine Ausnahme, wenn es Ihnen besonders schwerfällt, auf Zucker zu verzichten. Um sich gesund zu ernähren, ist kein kompletter Zuckerverzicht notwendig. Hören Sie auf Ihren Körper und wählen Sie die Ernährung so aus, dass Sie auf lange Sicht damit zufrieden und glücklich sind.

14. Greifen Sie zu süßen, sündenfreien Alternativen und verzichten Sie auf Ihre Zuckerlieblinge wie Gummibärchen, Schokolade, Chips & Co. Eine köstliche Süße bietet Ihnen reifes Obst, das Sie im Supermarkt nur selten bekommen.

Daher sollten Sie frisches Obst und Gemüse beim Bauern vor Ort kaufen oder vielleicht sogar selbst anbauen. Als Süßigkeiten können Sie aus Obst leckere Fruchtschnitten und sogar Kuchen herstellen.

Gemüse und Obst zusammen eignen sich perfekt für köstliche, gesunde Smoothies, die Sie mit Nüssen, Chiasamen, Haferflocken oder Kokosraspeln verfeinern können.

15. Haben Sie schon einmal etwas von Clean Eating gehört? Dabei geht es darum, komplett auf industriell verarbeitete Lebensmittel zu verzichten. Gegessen werden täglich große Mengen Gemüse. Sie sorgen dafür, dass überflüssige Pfunde purzeln und Sie alle wichtigen Nährstoffe bekommen, die der Körper für die Gesunderhaltung braucht. Es gibt keine Fertiggerichte, kein Fastfood, keine zuckerhaltigen Getränke, keine Süßigkeiten, sondern nur frisch gepresste Fruchtsäfte, nährstoffreiche Nahrung und Smoothies. Diese Form von Ernährung ist für eine zuckerfreie Ernährungsweise ein sehr guter Weg.

16. Zuckerfreie Ernährung lässt sich sehr gut mit einer Low Carb Ernährung verbinden. Denn dabei werden pro Tag nur 50 bis 120 Gramm Kohlenhydrate zu sich genommen und dabei die große Bandbreite an natürlichen Lebensmitteln ausgeschöpft.

Es kommen nur komplexe Kohlenhydrate auf den Teller. Die einfachen Kohlenhydrate werden dabei komplett aus der Ernährung verbannt. Die Rezepte sind perfekt im Alltag zu verwenden, sodass Sie sich immer mit kulinarischen Köstlichkeiten verwöhnen. Das Beste daran ist, dass die Köstlichkeiten bei Low Carb garantiert zuckerfrei sind, keine ungesunden Süßstoffe und Zusatzstoffe enthalten und damit den Verzicht auf Zucker optimal unterstützen. Die Gerichte gestalten sich außerdem sehr köstlich, weil sie vielseitig sind und auf wenig verzichtet werden muss.

17. Den Kick of Happiness erhalten Sie durch Sport und Meditation. Damit haben Sie außerdem die Möglichkeit, sich von der kurzfristigen Belohnung wie Schokolade und Zuckerbomben zu verabschieden. Durch Sport und Meditation entwickeln Sie ein Gefühl für Ihren Körper und spüren, was Ihnen guttut. Gleichzeitig ergibt sich eine positive Wirkung auf Ihren Hormonhaushalt, um diesen im Gleichgewicht zu halten.

Die ausgeschütteten Hormone stellen eine angenehme Befriedigung bereit, sodass Sie keinen Zucker mehr für schöne Glücksgefühle brauchen.

Sport ist Ausgleich, verbrennt jede Menge Kalorien, lässt überflüssige Pfunde schmelzen und bringt den Körper wieder in Form. Wählen Sie Dinge, die Ihnen Spaß machen. Dann bleiben Sie auch am Ball!

18. Wählen Sie gesunde Snacks für zwischendurch. Diese sind bei einer zuckerfreien Ernährung erlaubt. Tolle, köstliche und zuckerfreie oder zuckerreduzierte Snacks finden Sie bei Low Carb und bei Clean Eating. Ideal sind beispielsweise rohes Obst und Gemüse, köstliche Smoothies, Obstsäfte und Nüsse, die Sie auch mit zur Arbeit nehmen und dort genießen können. Für einen Zucker-Notfall sind Sie damit bestens gerüstet. Heißhungerattacken sind oftmals ein Zeichen dafür, dass dem Körper etwas fehlt. Haben Sie genug getrunken? Zu wenig Flüssigkeit kann auch ein Grund für ein übermäßiges Verlangen nach etwas Süßem sein. Trinken Sie in solchen Momenten ein großes Glas Wasser.

Geschmackliche Varianten erzeugen Sie mit Zitrone, Gemüse und frischen Kräutern wie Melisse oder Minze.

19. Mit einer zuckerfreien Ernährung am Ball bleiben gelingt Ihnen, wenn Sie sich den tollen Menschen in sozialen Netzwerken und Communitys anschließen und austauschen. Schauen Sie in Ihrem Umfeld nach Restaurants und Cafés, die eine zuckerreduzierte oder zuckerfreie Philosophie verfolgen.

Einerseits sind Sie dort bestens mit Ihrer zuckerfreien Ernährung aufgehoben und können sich köstliche Inspirationen holen. In Communitys und Foren haben Sie andererseits immer Gesprächspartner, die Sie bereichern und Ihnen die nötige Unterstützung geben, um an der zuckerfreien Ernährung festzuhalten.

Die positiven Auswirkungen von zuckerfreien Lebensmitteln

Zucker ist ein Energielieferant. Daher sollte derjenige, der dem Körper Zucker zuführt, auch sicherstellen, dass dieser als Energie verwertet wird. Ist das nicht der Fall, werden die Fettdepots im Körper immer größer. Grundsätzlich sind Zucker und Kohlenhydrate in Lebensmitteln nicht alle schlecht, wenn Sie differenzieren und nicht alle auf eine Stufe stellen.

Neben der empfohlenen Menge der WHO ist für die Vorbeugung von ernährungsbedingten Erkrankungen, auf die Qualität der Kohlenhydrate zu schauen, die Sie Ihrem Körper zuführen. Genauso sollten Sie auch beim Zucker verfahren. Denn Zucker ist nicht generell ein Krankmacher, wenn Sie auf Einfachzucker mit leeren Kohlenhydraten verzichten. Das ist aber kein Freifahrtschein dafür, dass Zucker zur ersten Wahl an Kohlenhydrate gehören sollte.

Viel wichtiger sind die Ballaststoffe, die eine vorbeugende Wirkung gegen ernährungsbedingte Krankheiten haben.

Geben Sie Ihrem Körper mehr Ballaststoffe, um das Risiko für Bluthochdruck, Übergewicht und koronare Herzerkrankungen zu senken.

Mit Ballaststoffen lässt sich auch das Typ-2-Diabetes Risiko und das Risiko von Tumoren im Darmbereich minimieren. Gleichzeitig hat die Zufuhr von Vollkornprodukten eine positive Auswirkung auf die LDL-Cholersterol-Konzentration.

Daher sollte bei einer zuckerfreien Ernährung schwerpunktmäßig auf eine stärke- und ballaststoffreiche Ernährung gesetzt werden.

Wer nicht nur etwas für die Gesundheit machen möchte, sondern auch Gewicht verlieren will, nutzt Lebensmittel mit Vielfachzucker wie Stärke und Ballaststoffe, weil diese einfach langsamer verstoffwechselt und langsamer aufgenommen werden.

Damit bleiben Heißhungerattacken auf Süßes aus, weil der Blutzuckerspiegel keinen starken Schwankungen unterliegt.

Durch den Austausch von stark zuckerhaltigen Lebensmitteln gegen frische Produkte, bekommt Ihr Körper alle wichtigen Nährstoffe, Vitamine, Mineralien, Spurenelemente, Ballast- und Pflanzenstoffe, die er für die Gesunderhaltung des Organismus benötigt. Auch wenn zuckerfreie Ernährung anfangs sehr schwerfällt, wird Ihr Durchhaltevermögen letztendlich belohnt.

Mit der Zuckerfrei-Challenge 40 Tage auf Zucker verzichten

Viele Menschen stellen sich bereits seit Jahren der Herausforderung und verzichten für 40 Tage auf Zucker, um im Körper wieder ein gesundes Gleichgewicht herzustellen, den Organismus zu entlasten und die Gesundheit zu fördern. Wie schon beschrieben führt der heutige hohe Zuckerkonsum zu schwerwiegenden Erkrankungen, denen Sie durch eine zuckerfreie Ernährung entgegenwirken können.

Durch die ständigen Schwankungen des Blutzuckerspiegels bei einer zuckerreichen Ernährung, fühlen Sie sich wie ein Süchtiger, der immer wieder Nachschub braucht. Sie können an keinem Stück Kuchen oder Stück Schokolade vorbeigehen, ohne es sich zu gönnen. Zucker wirkt wie eine Droge, auch wenn Sie sich dessen gar nicht bewusst sind.

Mit der Zuckerfrei-Challenge entgiften Sie Ihren Körper. Damit dieses optimal gelingt, ist eine Woche nicht ausreichend.

Eine Entwöhnung kann bis zu zwei oder drei Wochen dauern. Daher ist der Verzicht auf Zucker für eine Woche völlig sinnlos und führt nicht zum Erfolg. Selbst wenn Sie ohne Bedenken an einem Stück Sahnetorte oder Schokoriegel vorbeigehen können, werden Sie nach dem ersten Naschen wieder dem Zucker verfallen.

Der Körper braucht einen gewissen Abstand bzw. einen längeren Zeitraum, bis er Zucker wieder verkraften kann, ohne gleich wieder rückfällig zu werden. Dementsprechend ist die Zuckerfrei-Challenge auf 40 Tage ausgelegt, damit der Körper den Zuckerentzug verarbeiten und sich auf die neuen Gewohnheiten einstellen kann. Haben Sie die 40 Tage zuckerfrei überstanden, erleben Sie viele spannende Veränderungen. Sie fühlen sich besser, können sich besser konzentrieren und haben sogar Gewicht verloren. Ihr Geschmackssinn ist ausgeprägter und empfindlicher, sodass Sie wieder geschmackliche Feinheiten erleben.

Um die Challenge durchzuführen, gibt es einige Regeln, die Sie beachten müssen. Denn es wird nicht nur auf normalen Haushaltszucker, sondern auch auf andere Zuckerarten verzichtet.

Sie selbst haben aber die Entscheidungsmöglichkeit, wie streng und intensiv Sie auf Zucker verzichten. Dafür gibt es wahlweise unterschiedliche Schwierigkeitsstufen, die sich von Stufe zu Stufe steigern, um Ihre zuckerfreie Zeit zu gestalten. Schauen Sie einfach, welche am besten zu Ihnen passt und nutzen Sie den Level für 40 Tage, um den Körper zu entgiften.

Level 1: Im ersten Level wird auf zugesetzten Zucker verzichtet. Damit ist der Zucker gemeint, der nicht auf natürliche Weise in den Lebensmitteln enthalten ist. Lebensmittel mit natürlichem Zucker wie beispielsweise Obst werden pro Tag nur in geringen Mengen gegessen. Als Maß gilt dabei zweimal eine Handvoll. Alkohol ist komplett tabu.

Level 2: Zu den in Level 1 aufgeführten Dingen kommt in Level 2 der Verzicht auf Zuckeraustauschstoffe wie Ahornsirup, Birkenzucker, Stevia und Honig hinzu. Damit eliminieren Sie weiteren Zucker aus Ihrem Speiseplan.

Level 3: Zusätzlich zu Level 1 und 2 wird auf Milchzucker verzichtet. Verwenden dürfen Sie pflanzliche Alternativen wie Mandel-, Soja- und Kokosmilch, die ein guter Ersatz für Kuhmilchprodukte sind.

Level 4: In diesem Level wird zudem auf stärkehaltige Lebensmittel verzichtet. Stärke wird durch den Körper schnell in Zucker umgewandelt und gelangt auf direktem Wege ins Blut. Damit werden Kartoffeln, Kichererbsen, Süßkartoffeln und Mais auch noch vom Speiseplan gestrichen.

Die Zuckerfrei-Challenge lässt sich sehr gut in der katholischen Fastenzeit zwischen Karneval und Ostern durchführen. Der Zeitraum beträgt genau 40 Tage. Animieren Sie doch Ihre Freunde, Arbeitskollegen und Familie bei der Challenge mitzumachen. Das motiviert nicht nur Sie selbst, sondern auch die anderen, 40 Tage auf Zucker zu verzichten.

Mit Freunden und Bekannten können Sie sich über Rezepte und die positiven Effekte austauschen. Feiern und gemeinsam kochen macht auch mit einer zuckerfreien Ernährung Spaß.

Mit einer App dem Zucker auf der Spur

Im heutigen Zeitalter der Technik gibt es im Google Playstore und genauso im Apple App Store unterschiedliche Apps, mit denen Sie Zucker in Lebensmitteln enttarnen und Ihren Einkauf deutlich vereinfachen können. Die Apps bringen schnell Licht ins Dunkle, damit Sie sich in den Zutatenlisten besser zurechtfinden.

Denn durch die unterschiedlichen Bezeichnungen für die Inhaltsstoffe haben Sie schnell das Gefühl, dass Sie vielleicht in Chemie hätten besser aufpassen sollen. Bei Begriffen wie Acesulfam-Aspartamsalz oder Neotam sind Sie mit Ihrem Wissen schon fast am Ende. Noch schlimmer gestaltet es sich bei den unendlichen vielen Bezeichnungen für Zucker. Um Ihnen dabei zu helfen, Zucker zu enttarnen und Krankmacher zu vermeiden, helfen Ihnen die Apps, die Sie einfach nur herunterladen brauchen.

Es gibt dabei Apps, die nach einem Ampelsystem arbeiten und Ihnen einen schnellen Überblick verschaffen.

So vermeiden Sie, dass schon beim Einkauf Kalorien-, Fett-, Salz- und Zuckerbomben in den Einkaufswagen gelangen. Einige Apps sind nicht nur Einkaufsberater, sondern auch ideal für die Planung Ihrer zuckerfreien Ernährung, weil Sie blitzschnell Mahlzeiten zusammenstellen können. Es ergibt sich auf einfache Weise ein praktischer Gesamtüberblick vom Einkauf bis zum fertigen Essen. Ideal gestaltet sich zudem, dass Ihnen gleich zu den Zuckerbomben Alternativprodukte vorgeschlagen werden, die Sie bei der Wahl der Lebensmittel für eine zuckerfreie Ernährung unterstützen.

Weitere Apps sind in Bezug auf den glykämischen Index zu finden. Mit dem Wissen um den glykämischen Index und den glykämischen Load von Lebensmitteln fällt es Ihnen leichter, eine zuckerfreie Ernährung mit passenden Lebensmitteln zusammenzustellen. Die unterschiedlichen Applikationen sind so gestaltet, dass Sie sich einfach und bequem verwenden lassen. Je nachdem für welche Sie sich entscheiden, sind diese in den jeweiligen Stores kostenlos zu finden.

Ohne zusätzlichen Zucker ein besseres, gesünderes Leben führen

Wird zusätzlich Zucker Lebensmitteln beigemengt, schmecken diese gleich deutlich besser. Gelangt der Zucker anschließend ins Blut, steigt die Laune und man fühlt sich deutlich besser. Süß macht eben glücklich! Da industrieller Zucker angeblich positive Eigenschaft hat und günstig zu bekommen ist, hat er in der heutigen Gesellschaft einen hohen Stellenwert und wird vielen Nahrungsmitteln zusätzlich beigemengt, um den Geschmack zu verstärken und den Menschen nach dem Verzehr der Lebensmittel ein Glücksgefühl bereitzustellen.

Auch wenn nicht aller Zucker negative Auswirkungen auf die Gesundheit hat, gibt es trotzdem gute Argumente, um den Zuckerkonsum zu reduzieren oder sogar ganz darauf zu verzichten. Denn Zucker hat die Eigenschaft, den Körper ordentlich durcheinanderzubringen und den Organismus zu belasten.

Normaler Haushaltszucker landet zum größten Teil in den Fettreserven, sodass der Körper seine Form verliert. Das ist aber noch nicht alles.

Denn er macht auch krank, weil die negativen Einflüsse die Gesundheit schädigen. Erkrankungen wie Diabetes, Fettleber, Herzkreislauferkrankungen und sogar Krebs können die Folge von einem zu hohen Zuckerkonsum sein.

Der kurze Energiekick, der durch Einfachzucker erfolgt, endet in Antriebslosigkeit. Es steht nicht genug Energie bereit, um den Tag motiviert und energiegeladen zu überstehen. Sie benötigen immer wieder Zucker, um einen neuen Energiekick herbeizuführen. Das nimmt solche Ausmaße an, weil Sie regelrecht süchtig nach Zucker sind. Grundsätzlich meint es das kurzzeitige Glücksgefühl durch Zucker nicht gut mit Ihnen. Denn der süße Stoff hat negativen Einfluss auf Körper, Stimmung und Gesundheit.

Um zuckerfrei zu leben brauchen Sie nicht viel zu machen, sondern nur bewusster schauen, was Sie essen.

Lassen Sie Tiefkühlgerichte, Fertigpizza und Zuckerbomben einfach im Supermarkt und bedienen sie sich an der Obst- und Gemüsetheke. Achten Sie bei Ihrer Ernährung auf langkettige Kohlenhydrate und gesunde Fette, die Ihr Körper sehr gut verwerten kann. Diese belasten bei der Verstoffwechselung den Organismus nicht und stellen für Sie genug Energie bereit, um mit vollem Elan durch den Tag zu gehen.

Zuckerfreie Ernährung macht das Leben besser und gesünder, da Sie Ihren Körper rundum mit allen wichtigen Dingen versorgen, die er zur Gesunderhaltung und für ein gut funktionierendes Immunsystem braucht.

Selber Kochen und neue Gerichte ausprobieren wird garantiert zu Ihrer Lieblingsbeschäftigung, weil Sie sehr kreativ sein können. Dafür gibt es eine Vielzahl an frischen Lebensmitteln, die Kochen und Zubereiten spannend gestalten.

Wenn Sie die ersten Tage überstanden haben, werden sich viele positive Effekte einstellen.

Sie sind motivierter, nicht mehr müde und antriebslos, genauso werden Sie bei chronischen Schmerzen eine Linderung verspüren. All diese Dinge sind es doch wert, um mit einer zuckerfreien Ernährung durchzustarten.

Zuckerfrei bedeutet nicht, dass Sie auf alles verzichten müssen. Die Liste an Rezepten für köstliche Speisen ohne zusätzlichen Zucker ist schier unendlich. Genauso wenig müssen Sie auf Kuchen und weitere süße Köstlichkeiten verzichten, da es auch tolle Rezepte für zuckerfreies Backen gibt. Wie wäre es denn mit einer Quinoa-Pizza, Zucchini-Puffern, Spitzkohl-Salat, Kohlrabi-Gemüse oder glutenfreien Pfannkuchen, zuckerfreie Plätzchen und Schokolade, die Sie ganz einfach in Ihrer Küche zaubern können.

Verbannen Sie die Ausrede: „Dafür habe ich keine Zeit!" Denn ist Ihre Gesundheit erst einmal nachhaltig beeinträchtigt, müssen Sie sich noch mehr Zeit nehmen, um etwas gegen die auftretenden Krankheiten und Beeinträchtigungen zu unternehmen.

Schlimmstenfalls ist Ihre Gesundheit so beeinträchtigt, dass Sie Ihr Leben komplett umstellen müssen. Leider sind wir Menschen so veranlagt, dass wir erst über eine Veränderung der Lebensweise nachdenken, wenn es fast zu spät ist.

Die Herangehensweise an eine zuckerfreie Ernährung und die damit einhergehenden Veränderungen sind nicht schmerzhaft, sondern ausschließlich positiver Natur. Sie brauchen nur Ihre Einkaufs- und Essgewohnheiten zu verändern. Alle positiven Eigenschaften zusammengenommen sind schon Grund genug, die Ernährung auf zuckerfrei umzustellen. Worauf warten Sie noch? Der Start in ein gesünderes und besseres Leben ist nur einen kleinen Schritt weit entfernt. Mit den tollen Tipps und Anregungen fällt Ihnen der Start in ein gesundes Leben garantiert leichter!

30 leckere zuckerfreie Rezepte

Gericht 1: Aprikosenbrötchen

Menge: 6 Portionen

Gesamtzeit: 120 Minuten

Zutaten

Möhrensaft | 150 Milliliter

Rapsöl | 3 Esslöffel

Honig | 2 Esslöffel

Mehl | 150 Gramm

Aprikosen | Anzahl 6

Trockenhefe | ½ Tütchen

Haferflocken | 100 Gramm

Salz | 1 Prise

◈ 253 kcal

◈ 40g Kohlenhydrate

◈ 6g Eiweiß

◈ 6g Fett

Zubereitung

Zunächst den Möhrensaft in einem Topf erwärmen, den Honig darin auflösen und anschließend das Öl unterrühren. Hacken Sie die Aprikosen klein.

Haferflocken, Hefe und Mehl in einer Rührschüssel mischen und die Aprikosen, die Möhrensaftmischung und etwas Salz hinzugeben. Verkneten Sie alles miteinander und lassen Sie den Teig 30 Minuten lang zugedeckt ziehen. Legen Sie ein Backblech mit Backpapier aus und kneten Sie den Teig noch einmal durch. Hände und Arbeitsfläche mit Mehl bestäuben.

Der Teig wird zu einer dicken Rolle geformt. Schneiden Sie 12 Portionen von der Rolle ab und formen Sie sie zu Brötchen.

Das Ganze auf das Backblech legen und noch einmal 15 Minuten lang ziehen lassen.

Backen Sie die Brötchen bei 180 Grad Umluft (Gas: Stufe 3) auf mittlerer Schiene 15 Minuten lang. Fertig!

Menge: 6 Portionen

Gesamtzeit: 70 Minuten

Zutaten

Reis | 120 Gramm

Eiweiß | Anzahl 2

Eier | Anzahl 5

Muskatnuss | ½ Teelöffel

Petersilie | 2 Esslöffel

Zwiebeln | 150 Gramm

Olivenöl | 2 Teelöffel

Salz | 2 Prisen

Parmesan | 50 Gramm

Rosmarin | 1 Esslöffel

Pilze | 500 Gramm

Prosciutto | 4 Scheiben

Pfeffer | 1 Prise

◈ 210 kcal

◈ 18g Kohlenhydrate

◈ 17g Eiweiß

◈ 9g Fett

Zubereitung

Zwiebeln, Rosmarin und Prosciutto hacken, den
Parmesan zerkleinern. Zunächst müssen Sie die
Grillfunktion Ihres Ofens einstellen. Kochen Sie den
Reis mit 500 Milliliter Wasser in einem Topf und
salzen Sie ihn nach Belieben (es wird ⅛ Teelöffel
Salz empfohlen). Der Reis sollte ca. 50 Minuten
lang kochen, bevor er abgegossen werden kann.
Nun die Eiweiße zusammen mit den Eiern in einer
Schüssel mit der Muskatnuss, der Petersilie und
etwas Salz und Pfeffer vermischen, dies kann nach
30 Minuten Kochzeit des Reises erledigt werden.
Als Nächstes wird etwas Öl in einer Pfanne
erwärmt.
Geben Sie die Zwiebeln mit dem restlichen Salz
und einer Prise Pfeffer in die Pfanne und lassen Sie
sie 3 Minuten lang garen. Während der Garzeit

sollten die Zwiebeln immer mal wieder umgerührt werden. Rosmarin und Pilze hinzugeben, für weitere 8 Minuten garen lassen. Wenn das erledigt ist, können Sie die Hitze auf eine niedrigere Stufe stellen und den Reis zu den anderen Zutaten in die Pfanne geben.

Gießen Sie die Eimischung über den Reis und das Gemüse und lassen Sie das Ganze noch einmal 5 Minuten lang garen. Als Nächstes werden die Zutaten mit dem Parmesan und dem Prosciutto bestreut. Alles in den Ofen geben und 2 Minuten lang warten, bis es braun geworden ist. Zuletzt nur noch aus dem Ofen nehmen servieren. Fertig!

Gericht 3: Back-Müsli

Menge: *4 Portionen*

Gesamtzeit: *30 Minuten*

Zutaten

Haferflocken | 200 Gramm

Kürbispüree | 225 Gramm

Ei | Anzahl 1

Milch | 250 Milliliter

Petersilie | 2 Esslöffel

Muskatnuss | ⅛ Teelöffel

Backpulver | 1 Teelöffel

Rapsöl | 1 Esslöffel

Vanilleextrakt | 1 Teelöffel

Zimt | 1 Teelöffel

◈ 295 kcal

◈ 38g Kohlenhydrate

◈ 10g Eiweiß

◈ 8g Fett

Zubereitung

Heizen Sie Ihren Ofen auf 190 Grad vor. Die Haferflocken werden in einer Schüssel mit der Muskatnuss, dem Zimt und dem Backpulver vermischt. In einer separaten Schüssel das Ei zusammen mit dem Kürbispüree, der Milch und dem Vanilleextrakt verquirlen.

Als Nächstes wird die Kürbismischung zu den Haferflocken gegeben. Das Ganze gut miteinander verrühren. Gießen Sie die Mischung in eine Auflaufform und schieben Sie diese für 20 Minuten in den Ofen. Nach der Backzeit ist das Müsli auch schon fertig!

Gericht 4: Schinken-Käse-Kartoffeln

Menge: 6 Portionen

Gesamtzeit: 40 Minuten

Zutaten

Kartoffeln | 1 Kilogramm

Räucherschinken (Bio) | 100 Gramm

Schalotten | 25 Gramm

Käse (Sorte beliebig) | 50 Gramm

Olivenöl | 2 Teelöffel

Salz | 1 Prise

Pfeffer | 1 Prise

◈ 185 kcal

◈ 27g Kohlenhydrate

◈ 7g Eiweiß

◈ 5g Fett

Zubereitung

Heizen Sie Ihren Ofen auf 230 Grad vor. Die Kartoffeln werden in einen Topf gegeben und darin mit Wasser aufgekocht. Wenn die Kartoffeln gar geworden sind können Sie sie abgießen und in einer Schüssel beiseitestellen.

Vermengen Sie die Kartoffeln mit dem Salz, dem Pfeffer und den Schalotten. Geben Sie das Öl in eine zum Backen geeignete Pfanne und fügen Sie die Kartoffelmischung, den Schinken und den Käse hinzu. Das Ganze nun 30 Minuten lang im Ofen backen. Zum Schluss nur noch etwas abkühlen lassen und servieren!

Gericht 5: Gefüllte Paprikaschoten

Menge: 4 Portionen

Gesamtzeit: 30 Minuten

Zutaten

Paprikaschoten | 4 Schoten

Zwiebeln | Anzahl 2

Knackwürstchen | Anzahl 4

Parmesan | 90 Gramm

Frischkäse | 120 Gramm

Eier | Anzahl 4

Pfeffer | 1 Prise

◈ 284 kcal

◈ 12g Kohlenhydrate

◈ 30g Eiweiß

◈ 8g Fett

Zubereitung

Zunächst den Ofen auf 200 Grad vorheizen. Nun die Wurst von ihrer Pelle befreien und garen. Während des Garens in kleine Stücke teilen. Die Paprikaschoten werden von ihren Stielenden und Kernen befreit. Hacken Sie die jeweiligen Deckel der Paprikaschoten und die Zwiebeln.

Zwiebeln und Paprikastücke zusammen anbraten. Der Parmesan wird gewürfelt. Nun die Paprika mit den Zwiebeln, der Wurst und dem Frischkäse vermengen. Füllen Sie die Paprika mit der Mischung und bedecken Sie sie jeweils mit einem Ei. Das Ganze wird im Ofen 20 Minuten lang gebacken. Fertig!

Gericht 6: Rosenkohl (geröstet)

Menge: 6 Portionen

Gesamtzeit: 45 Minuten

Zutaten

Rosenkohl | 750 Gramm

Salz | 1 Prise

Pfeffer | 1 Prise

Olivenöl | 3 Esslöffel

◈ 116 kcal

◈ 11g Kohlenhydrate

◈ 4g Eiweiß

◈ 8g Fett

Zubereitung

Als Vorbereitung den Ofen auf 200 Grad vorheizen. Geben Sie den Rosenkohl in eine Schüssel und würzen Sie ihn mit dem Salz, dem Pfeffer und dem Olivenöl.

Das Ganze auf ein Backblech geben und auf die mittlere Schiene in den Ofen schieben. Dort den Rosenkohl 40 Minuten lang rösten lassen, bis er eine gleichmäßige Bräune erreicht hat. Fertig!

Gericht 7: Risotto mit Tomaten

Menge: 6 Portionen

Gesamtzeit: 30 Minuten

Zutaten

Tomaten | Anzahl 10

Olivenöl | 2 Esslöffel

Gemüsebrühe | 1 Liter

Weißwein | 60 Milliliter

Graupen | 400 Gramm

Salz | 1 Prise

Basilikum | 3 Esslöffel

Schalotten | Anzahl 2

Petersilie | 3 Esslöffel

Thymian | 1 ½ Esslöffel

Parmesan | 50 Gramm

◈ 252 kcal

◈ 45g Kohlenhydrate

◈ 9g Eiweiß

◈ 6g Fett

Zubereitung

Zunächst den Ofen auf 230 Grad vorheizen. Legen Sie die Tomaten auf ein Backblech und würzen Sie sie mit etwas Olivenöl, Salz und Pfeffer. Die Tomaten in den Ofen schieben und 30 Minuten lang weich werden lassen.

Geben Sie die Gemüsebrühe zusammen mit 750 Milliliter Wasser in einen Topf und lassen Sie das Ganze aufkochen, danach die Hitze reduzieren und nur noch köcheln lassen. In einem weiteren Topf das Öl erhitzen und die Schalotten hineingeben.

Diese 3 Minuten lang anschwitzen lassen. Geben Sie nun den Weißwein hinzu und lassen Sie die Schalotten weitere 3 Minuten lang garen.

Nach den 3 Minuten die Graupen hinzugeben und nochmals eine Minute lang garen lassen. Geben Sie die Brühe hinzu und lassen Sie das Ganze 50 Minuten lang garen.

Nach der Garzeit wieder vom Herd nehmen und die Petersilie, den Thymian, den Parmesankäse, die Tomaten und das Basilikum hinzugeben. Zum Schluss noch einmal alles miteinander vermengen. Fertig!

Gericht 8: Tofu-Steaks mit Pilzen

Menge: 4 Portionen

Gesamtzeit: 35 Minuten

Zutaten

Tofu | 450 Gramm

Sesamöl | 3 Esslöffel

Pilze | 150 Gramm

Karotte | Anzahl 1

Sojasauce | 3 Esslöffel

Paprika | 1 Schote

Apfelessig | 1 Teelöffel

Knoblauchzehen | Anzahl 4

Gemüsebrühe | 120 Milliliter

Speiseöl | ein wenig

Salz und Pfeffer | nach Belieben

◈ 233 kcal

◈ 13g Kohlenhydrate

◈ 19g Eiweiß

◈ 17g Fett

Zubereitung

Die Pilze und die Knoblauchzehen in Scheiben schneiden. Die Paprika und die Karotte werden jeweils in Julienne (feine rechteckige Streifen) geschnitten. Halbieren Sie den Tofu zweimal und stechen Sie mit einer Gabel mehrmals in den Tofu. Anschließend wird der Tofu mit einem Esslöffel Öl und einem Teelöffel der Sojasoße in eine Schüssel gegeben.

Marinieren Sie den Tofu 15 Minuten lang, danach können Sie ihn beiseitestellen. Geben Sie einen Esslöffel Öl in eine Pfanne und fügen Sie die Karotten- und Paprikastücke sowie etwas Salz hinzu.

Erhitzen Sie das Ganze auf mittlere Stufe. 4 Minuten lang anschwitzen lassen, die Zutaten wieder aus der Pfanne nehmen und den letzten

Teelöffel Öl hinzugeben. Geben Sie den Knoblauch zusammen mit den Pilzen in die Pfanne und lassen Sie sie ebenfalls 4 Minuten lang anschwitzen. Nun werden die Gemüsebrühe und die restlichen Esslöffel Sojasoße hinzugefügt.

Direkt danach die restlichen Zutaten ebenfalls hineingeben. Lassen Sie diese Mischung 3 Minuten lang köcheln und nehmen Sie die Pfanne anschließend wieder vom Herd. Den Tofu aus der Marinade nehmen und eine Grillpfanne bei starker Hitze auf den Herd stellen.

In diese etwas Öl geben und den Tofu beidseitig jeweils 3 Minuten lang grillen und mit der Marinade begießen. Alles zusammen servieren.

Gericht 9: Gegrilltes Lammfleisch

Menge: 8 Portionen

Gesamtzeit: 60 Minuten

Zutaten

Lammkeule | Anzahl 1

Sojasoße | 65 Gramm

Senf | 65 Gramm

Zitronensaft | 180 Milliliter

Knoblauchzehen | Anzahl 2

Olivenöl | 60 Milliliter

Ingwerwurzel | Anzahl 1

Salz | nach Belieben

Pfeffer | nach Belieben

◈ 838 kcal

◈ 10g Kohlenhydrate

◈ 83g Eiweiß

◈ 50g Fett

Zubereitung

Zunächst die Ingwerwurzel in Scheiben schneiden. Nun den Ingwer zusammen mit dem Knoblauch, dem Zitronensaft, dem Senf, der Sojasoße und etwas Salz und Pfeffer in einer Schüssel vermischen. Legen Sie das Lammfleisch ebenfalls in die Schüssel und geben Sie die Zitronensaftmischung großzügig darüber. Das Lamm wird nun über Nacht mariniert. Heizen Sie einen Grill auf mittlere Stufe vor. Als Nächstes die Marinade des Lammes in einen Topf abgießen und darin für ein paar Minuten köcheln lassen. Grillen Sie das Lamm 45 Minuten lang über indirekter Hitze und wenden Sie es dabei ab und zu. Stellen Sie nach dem Grillen sicher, dass die Innentemperatur des Lammes ca. 60 Grad beträgt. Zum Schluss das Lamm in Scheiben schneiden und diese dann mit der Marinade begießen. Fertig!

Gericht 10: Süßkartoffeln

Menge: _3 Portionen_

Gesamtzeit: _20 Minuten_

Zutaten

Süßkartoffeln | Anzahl 2-3

Knoblauchzehen | Anzahl 2

Olivenöl | 3 Esslöffel

Grünkohl | 280 Gramm

Schnittlauch | 1 Esslöffel

Paprikaflocken | ½ Teelöffel

Balsamico-Essig | 1 Esslöffel

Salz | nach Belieben

Pfeffer | nach Belieben

◈ 239 kcal

◈ 26,4g Kohlenhydrate

◈ 4,5g Eiweiß

◈ 14,2g Fett

Zubereitung

Als Vorbereitung den Ofen auf mittlerer Hitze vorheizen, die Süßkartoffeln in Würfel schneiden, den Grünkohl ohne Stiel hacken und den Schnittlauch ebenfalls hacken. Nun die Süßkartoffeln 5 Minuten lang im Ofen grillen, bis sie leicht braun geworden sind.

Geben Sie den Grünkohl zu den Kartoffeln und lassen Sie das Ganze weitere 5 Minuten lang garen. Als Nächstes die Kartoffelmischung in eine Rührschüssel geben. Geben Sie den Knoblauch, den Essig, die Paprikaflocken und den Schnittlauch hinzu. Mit Salz und Pfeffer abschmecken und servieren.

Gericht 11: Schinken-Käse-Rührei

Menge: 6 Portionen

Gesamtzeit: 15 Minuten

Zutaten

Eier | Anzahl 8

Frühlingszwiebeln | 120 Gramm

Schinken (gewürfelt) | 210 Gramm

Knoblauchpulver | 1 Teelöffel

Käse | 180 Gramm

Tomaten | 180 Gramm

Zwiebelpulver | 1 Teelöffel

Salz | nach Belieben

Pfeffer | nach Belieben

Speiseöl | ein wenig

◈ 227 kcal

◈ 11g Kohlenhydrate

◈ 14g Eiweiß

◈ 6g Fett

Zubereitung

Zunächst die Tomaten würfeln und den Ofen auf 230 Grad vorheizen. Vermischen Sie die Eier mit dem Käse und 110 Milliliter Wasser. Fetten Sie ein Backblech mit dem Speiseöl ein und geben Sie die Eier darauf.

Das ganze 8 Minuten lang im Ofen garen lassen. Als Nächstes die restlichen Zutaten hinzufügen und noch ein paar Minuten weiter garen. Fertig!

Gericht 12: Garnelen mit Knoblauch

Menge: _4 Portionen_

Gesamtzeit: _10 Minuten_

Zutaten

Garnelen | 1 Kilogramm

Knoblauch | 2 Esslöffel

Paprikapulver | 2 Teelöffel

Olivenöl | 60 Milliliter

Zitronensaft | 2 Esslöffel

Basilikum Blätter | 2 Teelöffel

Salz | nach Belieben

Pfeffer | nach Belieben

❖ 326 kcal

- ◈ 11g Kohlenhydrate

- ◈ 43,1g Eiweiß

- ◈ 13,5g Fett

Zubereitung

Zunächst die Garnelen schälen und entdarmen, außerdem den Knoblauch fein hacken. Vermengen Sie in einer großen Schüssel den Knoblauch mit dem Paprikapulver, dem Olivenöl, dem Zitronensaft, dem Basilikum und etwas Pfeffer. Geben Sie die Garnelen hinzu und wälzen Sie sie in der Marinade. Wenn die Marinade gleichmäßig auf den Garnelen verteilt ist, werden sie über Nacht in den Kühlschrank gestellt.

Als Nächstes einen Grill auf mittlere Hitze vorheizen. Die Garnelen aus der Marinade nehmen und dabei darauf achten, dass überschüssige Flüssigkeit abtropft. Zum Schluss müssen die Garnelen nur noch ca. 5 Minuten lang gegrillt werden. Fertig!

Gericht 13: Pilze (gegrillt)

Menge: _3 Portionen_

Gesamtzeit: _15 Minuten_

Zutaten

Champignons | Anzahl 3

Knoblauchzehen | Anzahl 4

Zwiebeln (gehackt) | 3 Esslöffel

Rapsöl | 60 Milliliter

Balsamico-Essig | 4 Esslöffel

Salz | nach Belieben

Pfeffer | nach Belieben

◈ 217 kcal

◈ 11g Kohlenhydrate

◈ 3,2g Eiweiß

◈ 19g Fett

Zubereitung

Zunächst die Stiele der Pilze entfernen und die Zwiebeln hacken. Die Knoblauchzehen werden ebenfalls gehackt.

Vermengen Sie in einer Schüssel die Zwiebeln mit dem Öl, dem Essig und dem Knoblauch. Diese Mischung wird gleichmäßig über die Pilze verteilt und eine Stunde lang ziehen gelassen.

Zum Schluss müssen die Pilze nur noch 10 Minuten lang gegrillt werden. Fertig!

Gericht 14: Brokkoli (gebacken)

Menge: *4 Portionen*

Gesamtzeit: *55 Minuten*

Zutaten

Brokkoliröschen | 480 Gramm

Knoblauchpulver | 1 Teelöffel

Zwiebelpulver | ½ Teelöffel

Olivenöl | 1 Esslöffel

Sojasoße | 1 Esslöffel

Speiseöl | ein wenig

◈ 60 kcal

◈ 6g Kohlenhydrate

◈ 2g Eiweiß

◈ 2g Fett

Zubereitung

Heizen Sie zunächst Ihren Ofen auf 190 Grad vor. Nun ein Backblech mit dem Speiseöl einfetten und beiseitestellen. Vermischen Sie in einer Schüssel die Sojasoße mit allen Gewürzen.

Als Nächstes die Brokkoliröschen hinzugeben und noch einmal gut miteinander vermengen. Geben Sie den Brokkoli auf das Backblech und lassen Sie ihn 50 Minuten lang im Ofen backen. Schon ist der gebackene Brokkoli fertig!

Gericht 15: Blumenkohlsuppe

Menge: _4 Portionen_

Gesamtzeit: _105 Minuten_

Zutaten

Blumenkohl | 1 Kopf

Zwiebel | Anzahl 1

Knoblauchzehen | Anzahl 4-5

Gemüsebrühe | 1 Liter

Salz | nach Belieben

Paprikapulver | 1 Teelöffel

Pfeffer | nach Belieben

Olivenöl | 4 Esslöffel

◈ 195 kcal

◈ 16g Kohlenhydrate

◈ 5g Eiweiß

◈ 15g Fett

Zubereitung

Als Vorbereitung den Ofen auf 180 Grad vorheizen, die Knoblauchzehen schälen und die Zwiebel fein würfeln. Geben Sie den Blumenkohlkopf zusammen mit dem Paprikapulver, etwas Öl, dem Knoblauch, dem Salz und dem Pfeffer auf ein Backblech.

120 Milliliter Wasser in das Backblech geben und 90 Minuten lang backen. Nach der Backzeit wird der Blumenkohl gehackt. Geben Sie nun das Olivenöl in einen großen Topf, erwärmen Sie diesen auf mittlerer Stufe und schwitzen Sie darin die Zwiebeln 3 Minuten lang glasig an. Als Nächstes den Blumenkohl und die Gemüsebrühe ebenfalls in den Topf geben. Diese Mischung wird nun im Topf für 10 Minuten köcheln gelassen.

Pürieren Sie die Mischung mithilfe eines Küchengerätes, bis sie glatt geworden ist. Zum Schluss die Suppe noch einmal erwärmen. Fertig!

Gericht 16: Spinatauflauf

Menge: _4 Portionen_

Gesamtzeit: _90 Minuten_

Zutaten

Kartoffeln | Anzahl 5

Sellerie | 1 Stange

Spinat | 225 Gramm

Zwiebel | 115 Gramm

Petersilie | 1 Bund

Tamari | 1 Esslöffel

Knoblauchzehe | Anzahl 1

Maiskörner | 175 Gramm

Lorbeerblatt | Anzahl 1

Tofu | 500 Gramm

Pilze | 250 Gramm

Paprikapulver | 1 Teelöffel

Misopaste (light) | 1 Esslöffel

Bratensoße (fertig) | 1 Esslöffel

Barbeque-Soße | 4 Esslöffel

Olivenöl | 4 Esslöffel

Nährhefe | 1 Esslöffel

Gemüsebrühe | 1 Würfel

Weizenvollkornmehl | 15 Gramm

Salz | nach Belieben

Pfeffer | nach Belieben

◈ 775 kcal

◈ 108g Kohlenhydrate

◈ 30g Eiweiß

◈ 25g Fett

Zubereitung

Kochen Sie die Kartoffeln und würfeln Sie sie anschließend. Spinat, Petersilie und Sellerie hacken und die Zwiebel würfeln. Die Pilze werden in Scheiben geschnitten, die Knoblauchzehe zerdrückt und der Tofu zerbröselt. Heizen Sie als Vorbereitung Ihren Ofen auf 200 Grad vor.

Füllen Sie die Kartoffeln in einen Topf mit Wasser und geben Sie die Petersilie, den Knoblauch, das Lorbeerblatt, den Sellerie und etwas Pfeffer ebenfalls hinein. 20 Minuten lang köcheln lassen. Als Nächstes in einer großen Pfanne 1 Esslöffel Olivenöl erhitzen und den Knoblauch zusammen mit der Zwiebel darin anschwitzen. Nun die Pilze mit in die Pfanne geben und das Ganze weitere 3 Minuten lang sautieren.

Der Tofu wird mit der Mischung in der Pfanne vermengt. Hefe, Bratensoßen-Mix, Tamari, Barbeque-Soße und Paprikapulver unterrühren, mit den anderen Zutaten vermengen und unter Rühren noch einmal 20 Minuten lang sautieren.

Wenn das erledigt ist die Kartoffeln aus dem Wasser in eine große Schüssel geben. Bewahren Sie 700 Milliliter des Fonds auf. Geben Sie etwas Öl, Misopaste und 250 Milliliter des Kartoffelfonds zu den Kartoffeln. Währenddessen sollten Sie die Kartoffeln durchgehend stampfen. Nun werden der

Spinat und der Mais mit der Mischung vermengt. Fetten Sie eine Auflaufform ein, geben Sie die Mischung hinein und drücken Sie sie fest (am besten mit der Rückseite eines Löffels). Danach wird die Kartoffelkruste gleichmäßig auf der Füllung verteilt und glattgestrichen.

Das Ganze mit dem Paprikapulver bestreuen und 35 Minuten im Ofen backen. Während der Backzeit können Sie bereits die Soße vorbereiten. Hierfür einen Löffel Olivenöl in einer Bratpfanne erhitzen, Mehl und Hefe hinzufügen und umrühren, bis sich eine Paste gebildet hat. Rühren Sie das verbliebene Kartoffelwasser unter, bis die Soße angedickt ist. Fertigsoßenpulver hinzufügen und umrühren. Jetzt kann der Auflauf mit der Kruste nach unten und der Füllung nach oben mit etwas Soße serviert werden!

Gericht 17: Kabeljau mit weißen Bohnen

Menge: *4 Portionen*

Gesamtzeit: *30 Minuten*

Zutaten

Olivenöl | 1 Teelöffel

Thymian | 1 Teelöffel

Schalotte | Anzahl 1

Strauchtomaten | 1 Handvoll

Puten-Krakauer | 60 Gramm

Weiße Bohnen | 450 Gramm

Weißwein (trocken) | 120 Milliliter

Kabeljau | 750 Gramm

Salz | nach Belieben

Pfeffer | nach Belieben

◈ 293 kcal

◈ 18g Kohlenhydrate

◈ 30g Eiweiß

◈ 8g Fett

Zubereitung

Die Schalotte hacken, die Puten-Krakauer würfeln, die Strauchtomaten halbieren und den Kabeljau in 4 Stücke schneiden. Heizen Sie Ihren Ofen auf 220 Grad vor. Geben Sie das Öl in einen Topf und erhitzen Sie es bei starker Hitze.

Nun die Krakauer und die Schalotte in den Topf geben. Als Nächstes 60 Milliliter des Weißweines zusammen mit dem Thymian und den Tomaten ebenfalls in den Topf geben und das Ganze unter gelegentlichem Rühren 5 Minuten lang kochen lassen.

Die Bohnen hinzugeben, salzen und alles miteinander vermengen. Der Kabeljau wird mit Pfeffer gewürzt.

Legen Sie ihn nun in eine Form, bedecken Sie ihn mit der Tomatenmischung und geben Sie anschließend den restlichen Weißwein hinzu.

20 Minuten lang im Ofen backen und zum Schluss mit der Fischsoße zusammen servieren. Fertig!

Menge: 5 Portionen

Gesamtzeit: 35 Minuten

Zutaten

Eier | Anzahl 6

Karotten | Anzahl 2

Zwiebeln | Anzahl 2

Mayonnaise | 1 Esslöffel

Schinken | 3 Scheiben

Knoblauchzehen | Anzahl 2

Speckfett | 2 Esslöffel

Kokosöl | ½ Teelöffel

Salz | nach Belieben

Pfeffer | nach Belieben

◈ 246 kcal

◈ 10,1g Kohlenhydrate

◈ 16,1g Eiweiß

◈ 15,4g Fett

Zubereitung

Die Karotten werden geschält und gerieben. Heizen Sie Ihren Ofen auf 200 Grad vor. Erhitzen Sie das Speckfett in einer Pfanne und schwitzen Sie die Zwiebeln darin 6 Minuten lang an, bis sie Farbe bekommen haben. Nun die Karotten hinzugeben und mit ¼ Teelöffel Salz bestreuen.

Unter gelegentlichem Rühren 5 Minuten lang weiter garen lassen. Die Eier werden in einer anderen Schüssel mit etwas Salz und Pfeffer verquirlt und zur Seite gelegt.

Nun ein tiefes Backblech mit dem Kokosöl einfetten, mit Backpapier auslegen und die Ei Mischung darauf gleichmäßig verteilen. Geben Sie die Karotten Mischung ebenfalls hinzu.

Als Nächstes den Ofen auf 170 Grad herunter stellen und das Backblech für 15 Minuten in den Ofen schieben. Nach der Backzeit die entstandene

Eierbasis auf ein Schneidebrett legen, das Backpapier unter den Eiern herausziehen und die Mayonnaise auf den Eiern verteilen.

Rollen Sie die Eierbasis ein und falten Sie sie dabei vorsichtig nach innen. Zum Schluss nur noch in Scheiben schneiden und servieren.

Gericht 19: Eier mit Avocado

Menge: *2 Portionen*

Gesamtzeit: *25 Minuten*

Zutaten

Avocados | Anzahl 2

Schnittlauch | 1 Esslöffel

Eier | Anzahl 4

Pfeffer | nach Belieben

◈ 437 kcal

◈ 18g Kohlenhydrate

◈ 15g Eiweiß

◈ 48g Fett

Zubereitung

Den Schnittlauch hacken und den Backofen auf 220 Grad vorheizen. Legen Sie eine Auflaufform mit Folie aus und halbieren Sie die Avocados. Die Avocados müssen außerdem von ihren Kernen befreit werden.

Höhlen Sie die Mitte der Avocado Hälften leicht aus und legen Sie sie in die Form. Nun ein Ei in jede Avocado Hälfte aufschlagen und 20 Minuten lang im Ofen backen. Zum Schluss nur noch einmal nach Bedarf würzen. Fertig!

Gericht 20: Gemüse mit Polenta

Menge: 4 Portionen

Gesamtzeit: 50 Minuten

Zutaten

Moschuskürbis | 820 Gramm

Blumenkohl | 1300 Gramm

Knoblauchpulver | ½ Teelöffel

Zwiebel | Anzahl 1

Olivenöl | 2 Esslöffel

Maismehl | 115 Gramm

Gemüsebrühe | 650 Milliliter

Parmesankäse | 70 Gramm

Rosmarin | 1 Teelöffel

Salz | nach Belieben

Pfeffer | nach Belieben

◈ 336 kcal

◈ 44g Kohlenhydrate

◈ 14g Eiweiß

◈ 14g Fett

Zubereitung

Den Kürbis schälen und würfeln, die Zwiebel in Scheiben schneiden und den Ofen auf 260 Grad vorheizen. Geben Sie den Kürbis zusammen mit dem Blumenkohl und der Zwiebel auf ein Backblech.

Mit Salz und Pfeffer würzen und 30 Minuten lang im Ofen garen lassen. Geben Sie die Brühe zusammen mit 250 Milliliter Wasser in einen Topf und lassen Sie das Ganze aufkochen.

Nun die Maisstärke und den Rosmarin hinzufügen. Hitze reduzieren und weitere 15 Minuten garen lassen. Als Nächstes den Käse hinzugeben und den Topf vom Herd nehmen. Alles zusammen servieren!

Gericht 21: Special-Makkaroni

Menge: _6 Portionen_

Gesamtzeit: _60 Minuten_

Zutaten

Makkaroni | 240 Gramm

Zwiebel | Anzahl 1

Cashewnüsse | 150 Gramm

Zwiebelpulver | 1 Teelöffel

Knoblauchpulver | 1 Teelöffel

Nährhefe | 3 Esslöffel

Pflanzenöl | 1 Esslöffel

Paprika (geröstet) | 120 Gramm

Zitronensaft | 90 Milliliter

Salz | nach Belieben

Pfeffer | nach Belieben

Rapsöl | 90 Milliliter

◈ 467 kcal

◈ 25g Kohlenhydrate

◈ 9g Eiweiß

◈ 23g Fett

Zubereitung

Hacken Sie die Zwiebel und heizen Sie Ihren Ofen auf 180 Grad vor. Lassen Sie die Makkaroni 10 Minuten lang in Salzwasser kochen, bis sie bissfest geworden sind.

Danach das Wasser abgießen und die Makkaroni in eine Auflaufform geben. Als Nächstes das Pflanzenöl in einer Pfanne bei mittlerer Hitze erwärmen. Geben Sie die Zwiebel hinzu und garen Sie sie, bis sie Farbe bekommen hat. Nun werden die Makkaroni vorsichtig mit der Zwiebel vermengt. Pürieren Sie Cashewnüsse mit dem Zitronensaft, 300 Milliliter Wasser und Salz.

Danach die Hefe, die Paprika, das Rapsöl, das Knoblauchpulver und das Zwiebelpulver untermischen. Das Ganze wird nun mit der Makkaroni Mischung vermengt und 45 Minuten lang gebacken. Fertig!

Gericht 22: Hähnchen mit Speckmantel

Menge: 2 Portionen

Gesamtzeit: 35-45 Minuten

Zutaten

Hähnchenbrüste | Anzahl 2

Speckstreifen (Bio) | Anzahl 4

Salz | nach Belieben

Pfeffer | nach Belieben

◈ 469 kcal

◈ 5,5g Kohlenhydrate

◈ 48,6g Eiweiß

◈ 28,4g Fett

Zubereitung

Legen Sie ein Backblech mit Backpapier aus. Wickeln Sie die Hähnchenbrüste in je 2 Scheiben Speck ein. Beide Stücke auf das Backblech legen und 30 Minuten lang bei mittlerer Hitze backen.

Prüfen Sie nach der Backzeit unbedingt, ob das Hähnchen gar geworden ist. Wenn nicht, sollten Sie die Hähnchenbrüste noch einmal für ungefähr 10 Minuten in den Ofen schieben. Fertig!

Gericht 23: Lasagne mit Hähnchen

Menge: 8 Portionen

Gesamtzeit: 45 Minuten

Zutaten

Aubergine | Anzahl 1

Tomatensoße | 480 Gramm

Barbeque-Hähnchen | 500 Gramm

Zucchini | Anzahl 1

Olivenöl | 3 Esslöffel

Knoblauchzehe | Anzahl 1

Paprika | Anzahl 1

Zwiebel | Anzahl 1

Salz | nach Belieben

Pfeffer | nach Belieben

◈ 88 kcal

◈ 9,6g Kohlenhydrate

◈ 1,9g Eiweiß

◈ 5,5g Fett

Zubereitung

Die Aubergine in dünne Scheiben schneiden. Die Knoblauchzehe, die Paprika und die Zwiebel werden gehackt. Fetten Sie eine Auflaufform mit dem Olivenöl ein.

Den Boden mit den Auberginenscheiben auslegen. Geben Sie das Gemüse, das Hähnchen, die Tomatensoße und die Gewürze in eine Schüssel und vermengen Sie alles miteinander.

Als Nächstes wird mit der Mischung die erste Schicht der Lasagne in der Auflaufform gebildet, sie sollte ungefähr 2 cm dick sein. Bedecken Sie die erste Schicht mit weiteren Auberginenscheiben. Die letzten zwei Schritte wiederholen, bis die Auflaufform voll ist.

Am Ende noch einmal mit Auberginenscheiben bedecken und mit Olivenöl bestreichen. Backen Sie

die Lasagne im Ofen bei 220 Grad für 35 Minuten.
Fertig!

Gericht 24: Truthahn mit gerösteten Pilzen

Menge: 6 Portionen

Gesamtzeit: 220 Minuten

Zutaten

Truthahn | 350 Gramm

Thymian (gemahlen) | 2 Teelöffel

Knoblauchpulver | 2 Teelöffel

Rosmarin | 2 Teelöffel

Barbeque Soße | 120 Gramm

Hühnerbrühe | 120 Milliliter

Butter | 10 Gramm

Pilze (getrocknet) | 100 Gramm

Weißwein | 1 Esslöffel

Pfeffer | nach Belieben

◈ 110 kcal

◈ 9,3g Kohlenhydrate

◈ 10,9g Eiweiß

◈ 2,9g Fett

Zubereitung

Hacken Sie den Rosmarin und heizen Sie Ihren Ofen auf 230 Grad vor. Zermahlen Sie die Pilze zu einem Pulver und verquirlen Sie dieses in einer Rührschüssel mit der Butter.

Den Weißwein ebenfalls hinzugeben, noch einmal vermengen und beiseitestellen. Der Truthahn muss ausgenommen und in einen Bräter gelegt werden. Schneiden Sie die Haut des Truthahns an ein paar Stellen auf und schieben Sie jeweils ein wenig der Pilzmischung unter die Haut. Nun wird der Truthahn mit dem Rosmarin, dem Thymian, dem Knoblauchpulver und dem Pfeffer gewürzt. Die restliche Pilzmischung über den Truthahn gießen und ihn mit Alufolie bedecken.

Als Nächstes die Ofenhitze auf 180 Grad reduzieren und den Truthahn 3 ½ Stunden backen. Nach der ersten halben Stunde der Backzeit mit etwas Salz und Pfeffer nachwürzen und alle 20 Minuten begießen, damit der Truthahn schön feucht bleibt.

Stellen Sie eine weitere Pfanne bei mittlerer Hitze auf den Herd und löschen Sie sie mit Hühnerbrühe ab. Fügen Sie die Barbeque Soße hinzu und lassen Sie das Ganze aufkochen. Truthahn zusammen mit der Soße servieren. Fertig!

Gericht 25: Lasagne mit Quinoa

Menge: 8 Portionen

Gesamtzeit: 75 Minuten

Zutaten

Quinoa | 170 Gramm

Zwiebel | 150 Gramm

Olivenöl | 2 Esslöffel

Tomatensoße | 450 Gramm

Knoblauchzehen | Anzahl 2

Pilze | 75 Gramm

Ei | Anzahl 1

Hüttenkäse | 450 Gramm

Basilikum | 2 Esslöffel

Zucchini | 300 Gramm

Oregano | 1 Esslöffel

Parmesan | 25 Gramm

Mozzarella | 170 Gramm

Spinat | 450 Gramm

◈ 267 kcal

◈ 23g Kohlenhydrate

◈ 19g Eiweiß

◈ 11g Fett

Zubereitung

Die Zwiebel und die Knoblauchzehen hacken, die Pilze und die Zucchini in Scheiben schneiden. Den Mozzarella und den Parmesan reiben. Geben Sie 500 Milliliter Wasser und die Quinoa in einen Topf und lassen Sie diese Mischung 15 Minuten lang köcheln. Anschließend gleichmäßig in einer Auflaufform verbreiten und den Ofen bereits auf 180 Grad vorheizen. Säubern Sie den Topf und erwärmen Sie in ihm das Öl bei mittlerer Hitze. Garen Sie die Pilze und die Zwiebeln für 10 Minuten in dem Topf und geben Sie den Knoblauch zu der Soße hinzu. A

alles gut Umrühren und dann vom Herd nehmen. Vermengen Sie in einer Schüssel das Ei mit dem Hüttenkäse, dem Oregano, dem Basilikum und dem Parmesankäse. Nun wird ⅓ der Soße über die Quinoa gegossen.

Fangen Sie nun an, die Schichten der Lasagne zu bilden. Die Zucchinischeiben bilden die erste Schicht und die Käsemischung die zweite. Als Nächstes den Spinat, die Hälfte der Soße und den Mozzarella hinzugeben. Backen Sie die Lasagne 40 Minuten lang im Ofen. Fertig!

Gericht 26: Seebarschfilets

Menge: _2 Portionen_

Gesamtzeit: _20 Minuten_

Zutaten

Kapern | 2 Esslöffel

Seebarschfilets | 500 Gramm

Zitrone | Anzahl 1

Dill | 2 Zweige

Salz | nach Belieben

Pfeffer | nach Belieben

◈ 302 kcal

◈ 5,5g Kohlenhydrate

◈ 54,8g Eiweiß

◈ 6,1g Fett

Zubereitung

Spülen Sie die Kapern ab und heizen Sie Ihren Ofen auf 180 Grad vor. Die Seebarschfilets werden auf ein Grillblech gelegt und die Zitrone in Scheiben geschnitten.

Nun den Seebarsch mit Salz und Pfeffer würzen und mit den Dillzweigen sowie den Kapern bedecken. Bedecken Sie den Fisch mit den Zitronenscheiben und schieben Sie ihn für 15 Minuten in den Ofen. Fertig!

Gericht 27: Geröstete Karotten und Zwiebeln

Menge: *4 Portionen*

Gesamtzeit: *50 Minuten*

Zutaten

Olivenöl | 2 Esslöffel

Balsamico-Essig | 3 Esslöffel

Karotten | 1 Kilogramm

Zwiebeln (klein, weiß) | Anzahl 10

◈ 301 kcal

◈ 55,3g Kohlenhydrate

◈ 3,6g Eiweiß

◈ 7,3g Fett

Zubereitung

Die Zwiebeln werden geschält und halbiert. Heizen Sie als Vorbereitung Ihren Ofen auf 180 Grad vor.

Vermischen Sie in einer Rührschüssel das Olivenöl mit dem Balsamico-Essig und legen Sie ein Backblech mit Backpapier aus. Karotten und Zwiebeln zu der Mischung hinzugeben und alles miteinander vermengen.

Geben Sie die daraus entstandene Mischung auf das Backblech und schieben Sie es für 40 Minuten in den Ofen. Fertig!

Gericht 28: Zuckerfreie Pfannkuchen

Menge: *2 Portionen*

Gesamtzeit: *10 Minuten*

Zutaten

Mehl | 160 Gramm

Milch | 280 Gramm

Butter | ein wenig

Eier | Anzahl 2

Salz | nach Belieben

◈ 859 kcal

◈ 128,8g Kohlenhydrate

◈ 22,6g Eiweiß

◈ 25,7g Fett

Zubereitung

Verquirlen Sie die Eier mit der Milch und einer Prise Salz in einer Rührschüssel. Geben Sie nun unter ständigem Rühren das Mehl hinzu, bis aus der Eimasse ein glatter Teig entstanden ist.

Als Nächstes die Butter in die Pfanne geben und die Pfannkuchen ausbacken. Fertig!

Gericht 29: Gemüsespieße

Menge: *6 Portionen*

Gesamtzeit: *130-190 Minuten*

Zutaten

beliebiges Gemüse | 3 Kilogramm

Knoblauchzehen | Anzahl 3

Weißwein | 60 Milliliter

Olivenöl | 2 Esslöffel

Balsamico-Essig | 2 Esslöffel

Salz | nach Belieben

Pfeffer | nach Belieben

◈ 163 kcal

◈ 27g Kohlenhydrate

◈ 6g Eiweiß

◈ 5 g Fett

Zubereitung

Zunächst das Gemüse würfeln. Verquirlen Sie den Essig mit dem Wein, dem Olivenöl, dem Knoblauch und etwas Salz und Pfeffer. ¼ der daraus entstandenen Mischung wird beiseitegestellt.

Vermengen Sie den Rest der Mischung mit dem Gemüse und stellen Sie das Ganze 2-3 Stunden in den Kühlschrank.

Danach Ihren Grill auf mittlerer Hitze vorheizen. Stecken Sie das Gemüse auf Spieße und grillen Sie diese für 7 Minuten. Nun können die Spieße zusammen mit der vorher beiseite gelegten Weinmischung serviert werden!

Gericht 30: Pikante Hähnchen-Sticks

Menge: _5 Portionen_

Gesamtzeit: _130-190 Minuten_

Zutaten

Hähnchen-Sticks | Anzahl 7

Senf | 1 Esslöffel

Chilisoße | 1 Esslöffel

Petersilie | 2 Esslöffel

◈ 396 kcal

◈ 1,52g Kohlenhydrate

◈ 59,3g Eiweiß

◈ 15,3g Fett

Zubereitung

Die Petersilie wird gehackt. Vermengen Sie in einer Rührschüssel den Senf mit der Chilisoße. Nun werden die Hähnchen-Sticks aufgespießt und mit der Soßenmischung bestrichen.

Grillen Sie die Spieße bei mittlerer Hitze 8 Minuten lang (4 Minuten pro Seite). Zum Schluss nur noch zusammen mit der Petersilie servieren. Fertig!

Nadja Blume

www.ingramcontent.com/pod-product-compliance
Lightning Source LLC
Chambersburg PA
CBHW061804250726
48657CB00001B/272